宫颈癌的临床诊断与治疗

主编 张秀云 张 盛 黄学荣 张永霞 郭慧君

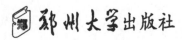

郑州大学出版社

图书在版编目(CIP)数据

宫颈癌的临床诊断与治疗 / 张秀云等主编. — 郑州 : 郑州大学出版社, 2022. 10(2024.6 重印)
ISBN 978-7-5645-9148-9

Ⅰ. ①宫… Ⅱ. ①张… Ⅲ. ①子宫颈疾病 - 癌 - 防治 Ⅳ. ①R737.33

中国版本图书馆 CIP 数据核字(2022)第 186642 号

宫颈癌的临床诊断与治疗
GONGJING'AI DE LINCHUANG ZHENDUAN YU ZHILIAO

策划编辑	李龙传	封面设计	苏永生
责任编辑	侯晓莉　金玉聪	版式设计	苏永生
责任校对	刘　莉	责任监制	李瑞卿

出版发行	郑州大学出版社	地　址	郑州市大学路 40 号(450052)
出 版 人	孙保营	网　址	http://www.zzup.cn
经　销	全国新华书店	发行电话	0371-66966070
印　刷	廊坊市印艺阁数字科技有限公司		
开　本	787 mm×1 092 mm　1 / 16		
印　张	10	字　数	215 千字
版　次	2022 年 10 月第 1 版	印　次	2024 年 6 月第 2 次印刷

书　号	ISBN 978-7-5645-9148-9	定　价	59.00 元

前　言

宫颈癌是严重威胁妇女生命的恶性肿瘤之一。2012 年世界卫生组织（WHO）估计全球宫颈癌新发病例数为 52.8 万，死亡为 26.2 万，其中 90% 发生在中低收入国家。我国每年新发病例估计 13 万，死亡约 5 万。宫颈癌的发生率仍然在上升并出现年轻化趋势。宫颈癌防治作为一个公共卫生问题已引起中国政府的高度重视和关注。

本书从综合防控的角度出发，主要介绍宫颈癌的流行病学和病因、宫颈组织病理学、宫颈细胞学 Bethesda 报告系统、人乳头瘤病毒疫苗与宫颈癌的预防、宫颈癌前病变、子宫颈浸润癌的诊断、子宫颈浸润癌的手术治疗、子宫颈浸润癌的放疗和化疗，重点介绍了临床手术治疗宫颈癌，例如，“宫颈癌根治术包括盆腔淋巴结清扫和子宫广泛切除两个手术区域，以髂内动脉作为分界，所以一般手术需要先解剖出髂内动脉前干，以划定外侧的淋巴清扫区和内侧的子宫广泛切除区”，“腹腔镜宫颈癌根治性手术的能量器械选择及使用”，“ⅠA2、ⅠB1 宫颈癌的治疗：推荐的治疗方式为改良的广泛子宫切除术加盆腔淋巴结清扫术，或保留子宫的宫颈根治术加盆腔淋巴结清扫术，同时如果条件允许也可以考虑保留神经的宫颈癌根治术”，都有很高的实用价值，对提高专业人员技术服务水平，规范宫颈病变防治服务有帮助。

本书由宁夏回族自治区工人疗养院张秀云、张盛、黄学荣、张永霞、郭慧君担任主编，临床经验极为丰富，治疗方案针对性强，对书稿内容字斟句酌，虽然力求包含有关子宫颈病变的信息和内容，但由于编者水平有限，仍然可能存在许多问题。本书出版之际，恳切希望广大读者在阅读过程中不吝赐教，对我们的工作予以批评指正，以期再版修订时进一步完善，更好地为大家服务。

编者

目　录

第一章
宫颈癌的流行病学和病因

第一节　宫颈癌的流行病学特征

宫颈癌是全球第三大肿瘤，约占癌症的10%。在全球妇女中，其仅次于乳腺癌为第2个最常见的恶性肿瘤，而在我国，它的发病率则居妇女恶性肿瘤的第1位。

一、宫颈癌的地理分布

据国际癌症研究中心（IARC）最近的统计，在全世界妇女中，每年的新发宫颈癌病例数为50万，其中83%的宫颈癌发生在发展中国家，占发展中国家女性肿瘤的15%，而在发达国家，其仅占女性肿瘤的3.6%。具体地讲，欧洲的发生率最低，拉美和非洲的发生率最高。在美国，每年有超过1万的新发病例和3000多的死亡病例。在我国，每年宫颈癌新发病例13.15万，约占世界新发病例的28.8%，病例主要分布在中部地区，且农村高于城市，山区高于平原。20世纪80年代一个全国性的调查显示，甘肃、安徽、陕西为患病率最高的省份，患病率分别为502.6/10万、444.02/10万及404.00/10万，而北京（2.54/10万）、上海（3.8/10万）等地相对较低。特别需要提出的是，我国的3个高发区为湖北五峰县（1073.34/10万）、陕西略阳县（1026.06/10万）、江西靖安县（1020.81/10万）。这种地理分布反映了宫颈癌的发病率与经济发展状况密切相关，此外，对性行为所持的态度也是影响其发病的一个因素。

二、宫颈癌的发病是否有种族差异

生活在同一地区的不同民族居民，其宫颈癌的发病情况也有所不同，本地民族或长期移居该地的民族发病率较高，而对性行为持保守态度的民（种）族其宫颈癌的发病率相对低。在世界范围内，黑人的发病率最高，而犹太人和一些伊斯兰教人的发病率较低。在我国各民族中，病死率居前3位的是维吾尔族(17.27/10万)、蒙古族(15.72/10万)和回族(12.29/10万)，而藏族、苗族、彝族病死率较低(约5/10万)。

三、宫颈癌的社会分布

人群的社会经济状况和(或)职业不同，宫颈癌的发病率也不同。其发病率呈现明显的阶梯式变化和分层现象。据调查，工人及服务业人员和经济情况较差的社会底层人员宫颈癌的检出率较高。包淑和等发现，我国宫颈癌发病率中农民为721.79/10万，工人为584.78/10万，干部为201.67/10万。而在Silvia的研究中，无室内卫生间的妇女其人乳头瘤病毒(HPV)感染风险是有室内卫生间者的4.8倍，缺乏流水的HPV感染风险度为2.0，性生活后很少清洗生殖器官者风险度是常清洗者的4.5倍。究其原因，可能是与教育程度低、营养缺乏、性卫生习惯不良、多子女及合并生殖器感染等有关。

第二节　宫颈癌的自然病程

子宫颈鳞癌的最初起因是持续或慢性感染一种或多种高危或癌基因型HPV。最常见引起癌变的亚型是16型和18型，据报道可见于70%的宫颈癌患者。其他癌基因型(如31型、33型、45型和58型)也较常见，可能在不同的地域有不同的流行性。

低危型HPV如6型和11型与癌症无关联，但可引起生殖道疣。男性和女性HPV感染的主要原因都是性行为，包括年龄很小就开始性行为、多个性伴侣、性伴侣有多个性伙伴及没有防护的性行为。高危型HPV感染在年轻妇女中很常见。在多数地区随年龄增长流行性明显下降。25%~35%妇女感染高峰在25岁以下。

虽然感染HPV是宫颈癌变的基本病因，但大多数妇女感染后并不引发癌症。大多数HPV感染，不管分型如何，存在时间都短暂，仅有少数长期存在，极少数会继续发展至癌前病变和浸润癌。引起HPV感染持续存在并进展至癌的条件和辅助因素尚不清楚，但以下因素可能起一定作用。

(1)HPV相关辅助因素：①病毒类型；②同时感染几种癌基因型病毒；③大量病毒(高病毒载量)。

(2)宿主身体状况：①免疫状态，如免疫缺陷的患者(如HIV感染者)更易感染HPV，快速导致癌前病变和癌变。②产次，如多产增加了宫颈癌的患病机会。

(3)外界的影响因素：①吸烟；②同时感染HIV和其他性传播病毒，如疱疹病毒

(HSV-2)、沙眼衣原体和奈瑟菌。③长期使用口服避孕药(大于5年)。

最后这个因素尤应受到关注,因为限制使用口服避孕药将会对妇女选择避孕方法、非意愿妊娠率、不安全的流产率和病死率造成深远的影响。WHO专家小组召集会议,分析资料得出结论,所有的避孕方法中,包括口服避孕药,都各有利弊。选择性使用口服避孕药所导致的宫颈癌患病率很低,所以不应该放弃口服避孕药的使用。

一、癌前病变的自然病程

青春早期和育龄初期,当发生鳞状上皮化生,感染HPV可以诱导新转化的细胞发生改变,病毒颗粒会整合到人体细胞DNA中。如果病毒持续存在,可能导致癌前病变,而后细胞失去正常生长的调控发生癌变。

从HPV感染发展到癌症的时间各有不同。有60%或更多的轻度不典型增生会自然消退,只有大约10%在2～4年发展成中、重度不典型增生,在一些病例中,中、重度不典型增生可能不需要经过轻度不典型增生。低于50%的重度不典型增生可进展为浸润性癌,年轻妇女发展为浸润癌的概率更低。

通常轻度的不典型增生经过10～20年的自然演进过程方发展成为癌。因此宫颈癌在相对早期是可以防治的癌症,为筛查提供了条件。

二、癌前病变的分类系统

全世界不同地区有很多系统根据组织细胞学对癌前病变进行分类和命名。在过去的几十年里,一些系统结合了癌前病变自然进程的内容而更实用,1968年开始应用宫颈上皮不典型增生的分类系统,主要是考虑到不同程度的不典型增生有不同的自然病程。20世纪90年代,美国国家癌症组织提出了Bethesda系统。2001年的Bethesda系统有些改进。非典型细胞被分为ASC-US(意义未明确的非典型鳞状上皮细胞)和ASC-H(非典型鳞状细胞:不排除高度鳞状上皮内病变)。宫颈癌前病变如表1-1所示。

表 1-1　宫颈癌前病变

细胞学分类(用于筛查)			组织学分类(用于诊断)	
巴氏分级	TBS 分类:	CIN	WHO 描述性分类	* WHO 描述性分类(新)
Ⅰ	正常	正常	正常	正常
Ⅱ	ASC-USASC-H	非典型	非典型	非典型
Ⅲ	LSIL	CIN Ⅰ 包括扁平疣	挖空细胞	低度上皮内瘤样病变
Ⅲ	HSIL	CIN Ⅱ	中度非典型增生	
Ⅲ	HSIL	CIN Ⅲ	重度非典型增生	高度上皮内瘤样病变
Ⅳ	HSIL	CIN Ⅲ	原位癌	
Ⅴ	浸润癌	浸润癌	浸润癌	浸润癌

三、筛查发现异常的概率

(1)在一定人群中发现癌前病变的概率依赖于:①人群中发病率;②筛查人群年龄[例如,如果许多年轻妇女被筛查,更多的低级别鳞状上皮内病变(LSIL)将被发现];③妇女之前的筛查情况[如果妇女有规律被筛查,就会减少高级别鳞状上皮内瘤变(HSIL)]。④被筛查人群中 HIV 的流行状况(HIV 感染率高会导致更多的癌前病变)。

(2)年龄在 25 ~ 65 岁、之前未做过筛查的妇女,异常结果所占的比例可能如下。①LSIL:3%~10%。②HSIL:1%~5%。③浸润性癌:0.2%~0.5%。

四、浸润性宫颈癌的自然病程

浸润性宫颈癌被定义为有异常细胞浸润,突破基底膜,侵袭到下面的致密纤维结缔组织。病变开始于微小浸润癌,窥器检查肉眼观察不到,需要组织学诊断,用锥切术或子宫切除术获取标本。病变进一步扩大浸润范围,可浸润到阴道、盆腔壁、膀胱、直肠和远处器官。如果不及时治疗,宫颈癌进展方式难以估计,几乎会导致死亡。国际妇产科联盟(FIGO)经常根据癌组织的浸润程度选择治疗方法。

宫颈癌浸润性进展有 4 种途径。宫颈癌在一个较长时期内局限于盆腔内,是可以接受有效治疗的。

(一)宫颈范围内浸润

由微小浸润癌扩展,最终会累及全部宫颈,浸润面积能够达到直径 8 cm 以上。癌组织可以溃烂,形成肿物(向外生长),穿透(向内部侵袭)。

(二)侵袭到邻近组织

向各个方向扩展都是可能的,向下可累及阴道,向上扩展可到达子宫内,向侧面侵入到子宫旁组织(骨盆内支持子宫的组织)和尿道,向后可抵直肠,向前到达膀胱。

(三)淋巴转移

有15%的病例癌组织还局限于宫颈内,就已有盆腔淋巴结的转移。随癌组织的扩展,淋巴结转移增多。淋巴结转移首先局限在盆腔内,而后发现沿着大动脉的淋巴结转移。如果癌组织累及阴道下1/3,腹股沟淋巴结可能也会被累及并明显增大。

(四)远处转移

通过血行和淋巴转移。宫颈癌细胞通过血行和淋巴向远处转移,可转移到远处器官肝脏、骨髓、肺和大脑。

五、感染HIV的妇女和宫颈癌

感染HIV的妇女:

(1)更易发生HPV的感染,随免疫抑制程度的增加,感染HPV的危险性增高。

(2)更易持续感染和感染高危型HPV。

(3)癌前病变的危险性增高,随免疫抑制程度的增加而比未感染HIV的妇女增高2~6倍。

(4)增加了宫颈癌的危险性。

(5)要比平均时间提前10年发展为浸润性宫颈癌。

(6)呈现进展快、预后差的特点。

第二章
宫颈组织病理学

第一节　正常组织学和发育异常

一、组织学

(一)子宫颈阴道部

子宫颈原始鳞柱交界以下被覆复层非角化鳞状上皮,并和阴道黏膜部分直接延续,但较后者更为平坦,上皮钉脚较少。正常子宫颈被覆的成熟鳞状上皮可见明显的基底层、旁基底层、棘层或中间层和表层,和其他位置的同类型鳞状上皮无异。增生能力最强的是旁基底细胞而不是基底细胞,放射性同位素标记或Ki-67标记证明,90%以上的阳性信号位于旁基底细胞,核分裂象也主要见于旁基底层。正常育龄期女性,旁基底细胞的再生周期是3 d,而基底细胞则为30 d。因此,在子宫颈位置,基底细胞实际上是具有储备细胞性质的。了解基底细胞和旁基底细胞具有不同的增生能力对于理解子宫颈上皮内病变的形成机制是有帮助的。子宫颈外口被覆的全层鳞状上皮的再生周期则为5~7 d。宫颈部位鳞状上皮的生长周期解释了HPV感染后至形成病损至少需要1个月的潜伏期,而鳞状上皮内病变最快可能在1周左右消退或变化,尤其是一些低级别病变。

固有或成熟化生鳞状上皮棘层或中层细胞含有丰富的糖原,PAS染色能够清晰地显示糖原的存在,在临床上可以通过碘试验证明。但在老年萎缩、不成熟鳞化和炎性反应性增生等情况下,鳞状上皮内的糖原含量减少或缺失,无论是在细胞学、组织学或阴道镜检查时,不能误诊为鳞状上皮内病变。

(二)子宫颈管黏膜

子宫颈管型上皮由单层柱状分泌黏液的细胞和不等量的纤毛细胞组成。子宫颈管上皮被覆子宫颈管表面和其下黏膜间质中的裂隙和隐窝,在间质中形成腺体结构。子宫颈黏液性细胞在月经周期的不同时段和不同年龄分泌能力不同,分泌的黏液成分也有差别。子宫颈黏液腺体在排卵时分泌达到高峰,在妊娠时可以出现 A-S 现象,不要误认为恶性。经历过妊娠的女性子宫颈腺体呈现由不等量圆形腺体组成的簇状排列,腺细胞呈低立方状或扁平状。绝经后女性,子宫颈腺体细胞呈低柱状或低立方状。

子宫颈黏液腺体细胞核卵圆,形态一致、温和,通常位于细胞底部。但在分泌活跃时,细胞核可以位于细胞中部或中上部。正常子宫颈黏液细胞罕见核分裂象。

在子宫颈管组织学内口以上为子宫峡部,子宫颈管黏液腺体在组织学内口部位并不是截然分界的。子宫峡部的腺体含有较多的纤毛细胞,细胞核较子宫颈管的黏液细胞和子宫内膜腺细胞都要大,并可见核仁,胞质内往往无明显黏液。不应将这些腺体误判为不典型增生的子宫颈腺体。

(三)移带

原始鳞柱交界和后来由于鳞状上皮化生形成的鳞柱交界之间的区域被称为移行带。原始鳞柱交界初始在子宫颈外口位置,以黏膜层出现的第一个黏液腺体为组织学标志。原始鳞柱交界以上位置被覆的子宫颈管黏液上皮在各种因素的作用下,柱状上皮下的储备细胞出现增生、不成熟鳞化,直至成熟鳞化,形成新的鳞柱交界。这个区域是大多数子宫颈上皮性肿瘤和瘤样病变好发的部位。

在女性一生当中,移行带的位置并非固定不变的。移行带的位置变化受年龄、激素水平、是否妊娠等因素影响。胚胎第 15 周,子宫颈腺体出现,此时原始鳞柱交界便已经形成。受雌激素的影响,宫颈管黏膜上皮和间质生长较快,在雌激素水平较高的年龄段,包括来源于母体雌激素的妊娠晚期胎儿和 1 岁以内的新生儿,以及性发育以后的女性,原始鳞柱交界随生长较快的宫颈管黏膜外翻,从而到了宫颈外口以外部位,这种情况被临床称为“假性糜烂”或“生理性糜烂”。至 38 岁左右原始鳞柱交界逐步回到宫颈外口位置。绝经以后,由于雌激素水平的下降,宫颈黏膜萎缩,原始鳞柱交界退回宫颈外口以内,此时整个移行带也位于子宫颈管以内。了解不同年龄和激素状态下移行带位置的改变,对于理解子宫颈细胞学、活检组织学和阴道镜的有效性具有重要意义。

(四)鳞状上皮化生

鳞状上皮化生,简称鳞化,是指鳞状上皮取代柱状上皮的过程。在女性一生中,鳞化一直在发生。绝大多数情况下,鳞化是对激素和酸性阴道环境的一种生理性反应。其他原因包括创伤、炎症及各种理化因子的慢性刺激等。

鳞化在形态学上可分为3个阶段。

1. 储备细胞增生

通常情况下，柱状上皮下的储备细胞在常规HE染色切片中不可见。当各种因素导致鳞化发生时，储备细胞开始增生，储备细胞增生通常为2~5层。增生的储备细胞为低立方状，核圆形或卵圆形，大小一致，染色质均、细。细胞质稀少，细胞界限不清楚。由于核质比较大，不要误认为上皮内病变。增生的储备细胞核形态温和，核大小一致，缺乏核分裂象。

2. 不成熟鳞化

增生的储备细胞进一步成熟分化，当形态上相似于固有鳞状上皮的旁基底层细胞时称为不成熟鳞化。不成熟鳞化的细胞较储备细胞有更多的嗜伊红胞质，细胞边界较为清晰，细胞质内出现空泡，但缺乏细胞内糖原和细胞间桥。不成熟鳞化的另一个特征是表面被覆子宫颈管黏液上皮和出现明确的基底层细胞。准确地识别不成熟鳞化对于细胞学和组织学诊断鳞状上皮内病变非常重要。

3. 成熟鳞化

不成熟鳞化的细胞进一步成熟分化，当形成明确可辨的基底层、旁基底层和中间层时，称为成熟鳞化。此时，表层被覆的黏液上皮开始或已经脱落，中层的鳞状细胞出现不等量的糖原。至完全分化成熟，则和固有鳞状上皮无法区分，唯一不同的是，鳞化来源的鳞状上皮其下的黏膜层内存在子宫颈腺体。鳞状上皮化生的各个不同阶段都是非常常见的，没有临床意义，不需要在诊断报告中注明。

二、发育异常

子宫颈的发育异常较为少见，确切发病率没有统计。主要有两种类型。

(1) Mullerian管融合异常，出现子宫颈的缺失、子宫颈管的狭窄或闭锁和双子宫颈。它们通常为子宫体发育异常的一部分。

(2) 子宫颈横膈、纵隔和发育不全。半数病例出现在宫内DES接触的病例，但现在以散发病例为主，通常与阴道发育异常有关。

第二节　肿瘤和瘤样病变

一、恶性肿瘤

（一）鳞状上皮恶性肿瘤

鳞状上皮肿瘤是子宫颈部位最常见的肿瘤，近现代在以下两个方面取得了重要进展。其一，HPV 被确定为宫颈癌最为重要的病原因子。不仅鳞状细胞肿瘤，而且许多的腺上皮肿瘤也和 HPV 感染密切相关。其二，对鳞状细胞癌浸润前病变的认识进一步加深。从不典型增生、CIN 到采用 SIL 的命名，反映了对病变属性不断认识的过程。

1. 浸润前病变

（1）HPV 感染后形态学的识别：HPV 感染鳞状上皮基底层细胞后，随着细胞的成熟分化，HPV 破坏了细胞质内的结构，在细胞核周围形成空穴，这种细胞称为挖空细胞。在感染的不同阶段，细胞学改变有所不同。感染最初期和最后修复性阶段都缺乏典型的形态改变，单纯通过 HE 形态是难以识别的。HPV 相关的细胞学特征表现为：①在病变明显的较早阶段，细胞表现为核增大、深染、核形不规则、可见核仁，核周胞质出现带有丝状结构的空泡，细胞膜清晰，可见细胞间桥（图 2-1A）。②当病变进一步发展，增大的细胞核出现皱缩，核内结构消失，表现为不规则外形的深染的细胞核，核周为无结构的空泡，细胞边界不清（图 2-1B）。③出现双核，甚至多核细胞。④需要注意的是，少数情况下，HPV 感染后也可以不出现典型的挖空细胞，而表现为核分裂象增多（图 2-1C）或出现极为异型的细胞（图 2-1D），其形态意义和挖空细胞相同，不要误认为恶性改变。⑤对诊断有帮助作用的其他特征包括个别细胞角化、上皮出现不全角化或角化不良等。⑥不论何种形态的挖空细胞，在鳞状上皮中都出现在上皮的中表层，并表现为不规则的分布，甚至仅为灶性的分布。

少数情况下，HPV 感染后可以不出现典型的挖空细胞，而代之以中表层细胞的核增大。其他的伴随特征和有典型挖空细胞形成的情况相同或类似不形成典型挖空细胞的情况容易出现在病程早期、合并妊娠或大量孕酮用药等情况下（图 2-1D）。

HPV 感染后出现的相关形态学改变是组织形态上诊断子宫颈鳞状上皮病变的重要条件，但在不同程度的病变表现不尽相同。挖空细胞在 LSIL 中表现最为明显，而在 HSIL 中，由于被感染的细胞分化成熟障碍，挖空细胞不能形成或完全缺失而被大量未成熟分化的鳞状细胞取代。

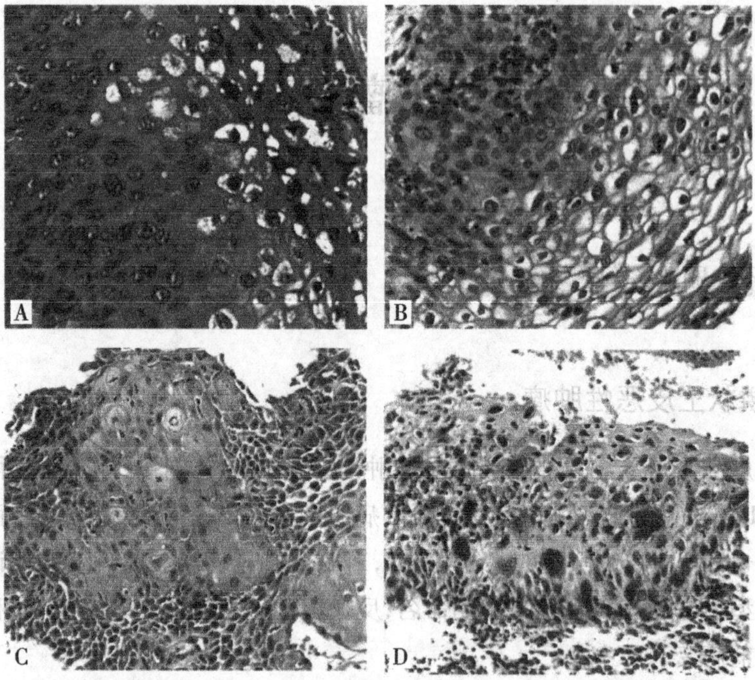

A. 挖空细胞，细胞表现为核增大、深染、核形不规则，核周胞质出现带有丝状结构的空泡。B. 挖空细胞，不规则外形的深染的细胞核，核周为无结构的空泡，细胞边界不清。C. HPV 感染后不出现典型挖空细胞，而表现为大量核分裂象。D. HPV 感染后出现极为异型的细胞。

图 2-1 HPV 感染后出现的形态学改变

(2)低级别鳞状上皮内病变(LSIL):LSIL 是指 HPV 感染相关的增生性鳞状上皮病变，包括 CIN1、CIN1 伴扁平湿疣、扁平湿疣、尖锐湿疣及 HPV 感染较早阶段或晚期恢复性阶段挖空细胞不够典型但具有明确的细胞增生的病理情况。用 LSIL 取代过去轻度不典型增生和 CIN1 的诊断名称更有利于了解和认识病变的本质属性，对实际诊断也更为有利。①将具有相同属性的病变归为同一类，既有利于对病变的认识，又有利于对病变的处理。子宫颈鳞状上皮肿瘤是 HPV 感染相关病变，大量观察研究表明，在病变的初始阶段，过去所认识的 HPV 感染性病变如各种类型的湿疣，尤其是扁平湿疣，和 CIN1 在生物学性质上是相同的，在组织形态上和 C1N1 是难以区分的。②用 LSIL 取代 CIN1 的名称解决了对病变肿瘤属性的争议。大量观察随访证实，超过半数的 CIN1 具有自然消退的属性。③采用 2 级分类法(LSIL 和 HSIL)比采用 CIN 的 3 级分类法有更好的符合率，较大程度地改善了 CIN 诊断可复性差的缺点。④更有利于临床处理。LSIL 和 HSIL 提供给临床一个很好的界限，LSIL 更适合保守性治疗措施。⑤将传统的 CTN1 和各种类型的湿疣合并诊断为 LSIL，避免了社会因素对诊断的不利影响。

组织病理：HPV 感染导致子宫颈鳞状上皮增生，增生形式可有不同。LSIL 的主要形态特征如下。

1）鳞状上皮中表层细胞出现挖空细胞和（或）明显的核增大细胞是 LSIL 最为显著的形态学特征，挖空细胞通常呈现不规则或灶性分布。挖空细胞的形态可有不同，一般与病程的不同阶段和（或）HPV 类型有关。HPV 感染初期，细胞核形态改变不大，核内结构依然存在；核周围空泡内可以含有残留结构；细胞之间的连接结构基本正常，表现为细胞边界清晰，甚至可见细胞间桥。随着病程的发展，被感染的细胞更多地表现出不同程度的退化现象，表现为细胞核浓染、核内结构消失、核外形不规则；核周完全空泡化；细胞之间边界不清。少部分情况下，不表现典型挖空细胞而单纯表现为中表层鳞状细胞核增大。挖空细胞的形态也与感染的 HPV 亚型有关，HPV16 感染具有最大的核多形性改变。由于挖空细胞的形态受多重因素影响，不能仅根据细胞形态进行 HPV 亚型判断。

2）基底层细胞呈现规则的栅栏状排列。在 LSIL 时，基底层细胞通常不参与增生过程，保持正常鳞状上皮的基底层形态，反映的是 LSIL 的非肿瘤属性。因此，在很多情况下，基底层细胞的栅栏状排列方式常常可以成为 LSIL 的一个重要的形态学诊断标志。但必须指出，LSIL 并非时时都能保持基底层细胞的栅栏状排列，某些亚型 HPV 可能刺激细胞增生，通常为旁基底层细胞的增生；在合并显著的炎症反应时，底层栅栏状的排列可能消失，此外，在显著浸润性鳞癌，间质中浸润的细胞巢可以出现再分化现象，在浸润性癌巢周围形成类似栅栏状排列的底层细胞结构，并向癌巢中央表现一定程度的分化现象，切忌不可仅依据"栅栏状排列方式"就判定为 LSIL。

3）其他形态表现还包括不同程度的上皮增厚、不同类型的外生乳头状生长方式、不同程度的向下累及腺体、鳞状上皮的不全角化或角化等。LSIL 可以伴随不等量炎症细胞浸润、炎性间质反应和相邻子宫颈腺体的个别细胞核异常。

（3）高级别鳞状上皮内病变（HSIL）：HSIL 代表了一类具有更高进展潜能的 HPV 感染相关的鳞状上皮病变，包括 CIN2、CIN3、原位鳞癌、乳头状原位鳞癌等。HPV 感染鳞状上皮基底层细胞后，E6 和 E7 蛋白广泛的生物学效应，以及 HPV 整合宿主染色体后产生的致瘤作用，使被感染细胞失去正常成熟分化的能力，并过度增殖而不受机体的调控。表现为真性肿瘤的克隆性增生特征。无论这类病损具有怎样不同的形态，它们在本质上是相同的，属于肿瘤，是和 LSIL 最本质的区别。自 20 世纪 90 年代以来，临床对这些病变的处理渐趋相同——采用 HSIL 的诊断名称，使得不同病理医师之间诊断的符合率提高了。

组织病理：HSIL 的形态特征主要表现如下。

1）鳞状细胞分化成熟障碍：病损主要由幼稚鳞状细胞组成，呈基底细胞或旁基底细胞样形态，正常鳞状上皮基底细胞栅栏状排列的特征消失，细胞核增大、不规则、深染，胞质少，可含有小空泡，细胞之间无明显间桥结构。

2）克隆性增生：从鳞状上皮基底开始至表层被过度增生的单一或相似形态的分化不成熟的鳞状细胞取代，胞质少，缺乏角蛋白形成后的厚实均匀外观，细胞拥挤，常常伴有细胞核重叠，细胞核长卵圆形或卵圆形，垂直于基膜，核内有时可见空泡结构，但一般不可见核仁。在向表层增生的过程中，幼稚的鳞状细胞可能重新获得一定的分化成熟能力，越靠向表层，鳞状细胞的特征越明显，胞质变多，边界清晰，核圆，可有典型或不典型的挖空细胞形成，但在不同病例或同一病例的不同位置，这种重新获得的分化能力和程度并不相同但无论如何分化，病损部位的表层上皮细胞依然是异常形态。

3）病变可以表现不同的外观特征：通常情况下，HSIL 表现鳞状上皮增厚，上皮钉脚延伸、增宽，上皮内伴有乳头形成。在大多数情况下，均有不同程度的累腺，且较 LSIL 有更广泛的累腺范围。在部分情况下病变可能合并或完全呈外生性生长，称为乳头状原位鳞癌，活检样本中可能难以确定为原位癌或浸润性外生乳头状鳞癌，在不能明确的情况下应要求进一步进行临床检查。少数情况下，HSIL 可能表现为薄层形态，由数层明显的幼稚异型细胞组成。这种形态容易出现在绝经后，在生殖年龄颈管内 HSIL 可能部分表现薄层形态。

4）有助于 HSIL 诊断的其他形态学条件：其他位置包括下生殖道其他部位存在 HPV 感染相关性病变，乳头状生长，增生性鳞状上皮内存在个别细胞角化，鳞状上皮表层角化或不全角化等。

（4）子宫颈鳞状上皮内病变诊断的注意事项：①确认是否存在 HPV 感染相关改变是子宫颈鳞状上皮内病变诊断的首要前提。当病变细胞没有取代上皮全层时，大多数情况下可见典型的挖空细胞；在病变细胞取代上皮全层情况下，可以在子宫颈其他位置见到典型的 HPV 相关改变，少数病例可以不出现典型挖空细胞，此时需要检测 HPV DNA 或 HPV 感染的相关生物标记，以帮助确立诊断。在 HE 形态学上，挖空细胞需要和鳞状上皮内糖原及由于炎性反应和修复性改变等导致的核周空泡鉴别。②子宫颈鳞状上皮内病变最重要的鉴别诊断是鳞状上皮反应性增生、修复性改变及萎缩。其最本质的区别在于上皮内病变是单一类型的异型细胞增生并且最终细胞不能完全分化成熟。③在活检诊断中，一定要注意是否存在浸润。HPV 感染相关病变容易多灶性发生及活检组织难以控制切面方向，使得活检诊断中浸润不容易被识别。除外浸润是鳞状上皮内病变诊断的重要任务之一，在任何怀疑的情况下，连续切片或要求临床重新取样或锥切是避免漏诊的有效方法。

2. 微小浸润癌

（1）概述：子宫颈鳞状上皮的微小浸润癌是一个组织学概念，设定这个诊断的目的是提供一个在 HSIL 和显著浸润癌之间的转移风险相对较小的阶段，使某些患者可以获得保守治疗的机会。微小浸润癌通常仅用来描述普通鳞癌的这种早期阶段，对于某些特殊的鳞癌，如外生乳头状鳞癌、疣状癌等，以及神经内分泌癌和腺癌等，是不适用微小浸润癌的诊断条件的。

微小浸润癌有不同的诊断标准，主要差别在于间质浸润深度的不同。FIGO 对微小浸润癌的定义是，最大浸润深度不超过 5 mm，同时水平播散不超过 7 mm。1997 年 SGO 设定了更为严格的诊断条件，浸润性病灶可为单灶或多灶性，最大间质浸润深度不超过 3 mm，水平播散不超过 7 mm；同时没有血管淋巴管浸润的证据、没有融合性的微浸润灶、没有不规则状的微浸润灶。临床实际采用的标准是 SGO 标准。

文献中报道的微小浸润癌的检出率差别巨大，为 1%～50%。一方面和取样有关，另一方面是执行诊断标准的差别。

（2）组织病理：鳞状上皮微小浸润癌系肉眼不可见病变。准确诊断主要取决于三个方面：①标本的类型。微小浸润癌一般要求在锥切或全子宫切除标本中诊断，由于肉眼不可见病灶，活检诊断容易发生漏诊。②取样的规范化。对于子宫颈上皮内病变的锥切或全子宫切除标本，应该做 12 点的完整取样。③准确的形态识别，包括确认浸润性的形态和对浸润深度的测量。

微小浸润癌在组织形态上表现为具有恶性形态特征的细胞穿透上皮基底膜，可以发生在各个级别的上皮内病变中，但通常在高级别病变中发生，尤其是病变范围广泛者。能够肯定存在浸润的诊断的形态学指标有：①恶性的上皮巢周围有明显的间质反应。这是上皮性肿瘤浸润的一般特征，在极为早期的浸润中很难看到。②局部异常成熟分化的鳞状细胞突破基膜，这些细胞常常具有明显的核仁。此时常常在周围间质中见到较多的嗜酸性粒细胞浸润。当异常分化的细胞没有穿透基膜而仅仅局限在上皮内，尤其当靠近底层细胞时，此时连续切片对明确诊断是必须的。③膨胀性浸润鳞状细胞癌浸润的另一种方式，表现为具有恶性特征的假腺样结构侵入黏膜间质中，这种假腺样结构外形不规则，可以存在上皮内乳头或血管，也可以在不规则的上皮巢中见到肿瘤性坏死。④复杂交错的上皮生长具有恶性特征的形态一致的细胞形成复杂交织的上皮巢结构，这些细胞主要是非角化型的细胞。此型相对少见，主要出现在一些局限性外生的浅表浸润类型中。

在实际诊断中有很多情况是难以明确诊断的，尤其在活检标本中。在以下形态出现时，需要怀疑存在浸润的可能性。①鳞状上皮内病变中出现小灶性上皮异常“成熟”分化，尤其在接近基膜时。②间质内出现嗜酸性粒细胞浸润。虽然在慢性炎症时也可以出现，但当在上皮内病变情况下出现时需要高度怀疑存在浸润。③上皮增厚，上皮内形成乳头结构并伴有细胞排列紊乱。④融合性的外生乳头结构伴有细胞的重度异型性或异常分化。⑤原位鳞癌情况下表层细胞松散。出现任何怀疑浸润的结构都应该做进一步的检查，连续切片观察是现实可行的方法确定或排除浸润是保证子宫颈鳞状上皮内病变诊断可靠性的重要前提之一。

在难以分辨血管或淋巴管浸润和组织空隙情况下，应该做血管内皮和淋巴管内皮标记证实。

(3)浸润深度的测量：微小浸润的类型决定浸润的测量方式。①当浸润发生于被覆上皮的病变，浸润深度为浸润的最远点至最邻近的上皮乳头基膜的距离，这是最为常见的情况。②当浸润由累腺部分的上皮内病变起始，则浸润深度为累腺部分上皮内病变的基膜至浸润的最远点。这种测量方式必须能够明确浸润系由累腺局部起始，并且在表面被覆上皮部分不存在浸润性病变。③当不能明确浸润发生于表面上皮或其累腺部分时，则全部从表面被覆上皮的基膜测量至浸润的最远点。

在描述微小浸润时，有时会用到浸润宽度。浸润宽度是指浸润性病灶两侧最远点的距离，而并非多灶性病灶之间的距离。

测量准确性取决于测量方法的精度和取样时尽可能不造成斜切面。

3.显著浸润性鳞状细胞癌

子宫颈的浸润性鳞状细胞癌包含微小浸润癌和显著浸润癌，本节描述的是除了微小浸润癌的其他浸润性鳞癌类型，以下简称为浸润性鳞癌。过去的20年，医学领域最重要的进步之一就是确认了HPV感染是绝大部分宫颈癌的致病原因，并且浸润性鳞癌是从其前驱病变——鳞状上皮内病变逐步发展而来，但至今依然不清楚是什么因素导致了浸润的发生。从实际诊断的角度出发，依据不同的形态学表现，宫颈的浸润性鳞癌分为普通型和特殊类型。

(1)普通型

1)临床特点：宫颈癌的临床表现取决于病灶大小和临床分期。典型临床症状为接触性出血，部分病例表现为血性白带、白带增多甚或不规则出血。当肿瘤侵犯神经，可出现腰骶痛，或压迫周围器官而出现相应症状。在现代医学条件下，多数宫颈癌均在临床Ⅰ期被发现，大部分病例无明显临床表现，仅由体检、细胞学筛查等发现。

2)大体病理：浸润性鳞癌有比较多样的大体形态。早期病变仅表现充血糜烂、溃疡或略隆起的易触血颗粒状区域。当肉眼可见肿块时，主要表现为2种生长类型，即内生性和外生性。内生性癌一般呈溃疡性或结节状，倾向于向宫颈管内生长，侵犯深纤维肌层，而导致宫颈肥大、质硬，形成所谓“桶状”宫颈。25%~30%的病例宫颈外观和大小正常，这部分病例易于漏诊。外生性癌呈息肉状或乳头状外观。

3)组织病理：浸润性鳞癌最显著的特征是在宫颈黏膜层间质和(或)纤维肌层内存在各种不同形态的浸润癌巢。不同浸润阶段、不同组织类型鳞癌的浸润方式和组织学形态可有不同。最早期的浸润形态已在微小浸润癌中描述。在显著浸润癌阶段：①浸润癌巢更为明显，在间质或纤维肌层中形成个别细胞、小巢状、索状、团块状浸润，浸润灶外形极不规则，细胞异型明显。当大块癌巢形成时，可以占据整个黏膜层并向下浸润纤维肌层，癌巢中央有坏死或角化物质。部分情况下，团块状的浸润灶外周可以形成“基底细胞”样外观，向癌巢中央可以形成一定程度的分化现象，但外周细胞深染、异型，此种形态不要误判为原位癌累腺。癌巢外观僵直，易有锐利的尖角形成。②不论何种浸润形式，显著浸润癌灶周围皆有明显的间质反应，部分病例可伴有不等量的嗜伊红细胞浸润。

4）细胞类型：浸润性鳞癌分为角化型和非角化型。角化型鳞癌最显著的特征是肿瘤细胞存在角化现象，表现为：①角化珠形成。即便单个的角化珠形成，也分类为角化型。②虽然不形成角化珠，但含有丰富嗜伊红胞质的肿瘤细胞，有明显的细胞间桥。非角化型鳞癌指没有明显角化现象的鳞癌，肿瘤细胞不论大小，可为大的多边形细胞，可为基底样细胞，可为梭形细胞，细胞边界相对不够清晰。需要特别指出，非角化型鳞癌可以有个别细胞角化现象。不同细胞类型的预后意义依然存在分歧，一般认为非角化型鳞癌对放疗更为敏感。

5）组织学分级：广泛接受的标准是按照鳞状细胞分化成熟程度和核分裂数量进行组织学分级，分为分化好（Ⅰ级）、中度分化（Ⅱ级）和分化差（Ⅲ级）。Ⅰ级：肿瘤细胞角化现象明显，有角化珠形成，或含有丰富嗜伊红胞质、明显的细胞间桥核分裂较少，<2/HPF。Ⅱ级：肿瘤细胞多形性更为明显，细胞缺乏明显的角化现象，但个别细胞角化核分裂增多，2～4/HPF。Ⅲ级：肿瘤细胞成熟分化程度更低，缺乏角化现象，细胞异型性大，胞质更少，细胞形态类似于基底样细胞核分裂多，>4/HPF，并常见坏死少数情况下，肿瘤细胞呈现梭形细胞改变。低分化鳞癌中可以出现瘤巨细胞改变。多年的临床病理研究已经证明，这种组织学分级的预后意义不好，要参考多个因素，主要从细胞核分裂、浸润类型、血管浸润和宿主细胞反应等综合考察，可能具有更好的价值。

除细胞类型和组织学分级外，影响肿瘤预后的其他因素包括肿瘤大小、浸润深度、血管或淋巴管浸润、浸润类型和间质反应、宫旁组织是否受累、淋巴结转移等，影响肿瘤预后的重要因素应该在报告中恰当地体现出来。

（2）特殊类型

1）浸润性乳头状鳞癌：Randall 等在 1986 年首先报道该病，其后的文献中认为该肿瘤细胞形态类似于膀胱的移行细胞癌，故又称为“移形细胞癌”；武装部队病理学研究所（AFIP）报道 32 例，并将其分为鳞状上皮为主、移行上皮为主和两者混合三个类型，但发现它们在免疫表型和预后上均不存在差别。因而，在本质上应该还是属于鳞状细胞肿瘤，但具有一定的形态变异性，该肿瘤和 HPV16 相关。

乳头状鳞癌呈现乳头状、指状或疣状结构，具有明显的纤维血管轴心，鳞状上皮形态多类似于高级别鳞状上皮病变的细胞，部分细胞可有不同程度的胞质分化乳头结构，可以表现单个的指状突起，也可以相互融合形成不规则的实性片状，此种形态有时能够看到纤维轴心内存在浸润现象，肿瘤底部有浅表性的宫颈间质浸润。

子宫颈鳞状细胞乳头状原位癌和浸润性乳头状鳞癌有相似的大体特征和组织学形态，在浅表活检中难以区分。当出现乳头融合情况时，应怀疑为浸润性乳头状鳞癌；当乳头间质中出现浸润时，可以确定为浸润性乳头状鳞癌；当不能确定为何种类型时，应要求临床做锥切,以便确定肿瘤是否浸润宫颈间质。

乳头状鳞癌确切的生物学行为有待进一步调查,目前认为应按普通浸润癌处理。其实际发生率要高于文献报道。

2)淋巴上皮瘤样癌:和发生于其他部位的淋巴上皮瘤样癌形态相同。病灶通常局限于宫颈,没有明显边界的癌巢和大量淋巴样细胞混合。肿瘤细胞核圆形,有明显核仁,胞质丰富、透亮或伊红染色缺乏明显的腺性或鳞状细胞分化淋巴样细胞以T细胞为主,可有其他类型的炎症细胞,如嗜伊红细胞等。

3)疣状癌:子宫颈的疣状癌极为罕见,一般发生于老年女性。呈外生性生长并向子宫颈间质推挤膨胀性浸润。核异型及核分裂极少或缺乏。和发生在外阴的疣状癌在基本形态和生物学特性上是类似的。目前所报道的子宫颈疣状癌常累及子宫腔,有个别报道和普通类型的鳞癌合并。

4)疣性癌:和疣状癌不同,疣性癌在组织学上由具有明显的挖空细胞特征的肿瘤细胞组成,有明确的间质浸润存在,浸润灶往往为不规则,在浅表活检中,容易被误诊为普通的尖锐湿疣。以笔者经验,疣性癌的组成细胞核更加深染,鳞状上皮的分化现象不够典型,底层细胞以上往往由一致的挖空样肿瘤细胞组成,底层细胞核大、深染明显。当有锐利尖角出现时,需要考虑到这种肿瘤。

疣性癌最主要的鉴别诊断是尖锐湿疣和普通浸润性鳞癌中存在灶性挖空细胞样分化,尖锐湿疣不存在浸润,鳞状上皮有分化层次,普通鳞癌中存在灶性挖空细胞分化,不能被分类为疣性癌。

疣性癌多见于年轻女性,可能和HPV感染有关。部分文献认为可能稍好于普通鳞癌,但笔者遇到过具有高度侵袭性临床过程的病例确切的预后不明,需要进一步积累资料。

5)肉瘤样鳞状细胞癌:也称为梭形细胞鳞癌。它是鳞癌的一种罕见变异亚型,肿瘤主要由梭形细胞组成,异型明显,核分裂多见。它是鳞癌的一种低分化形态,上皮性免疫标记表达可以和肉瘤做出区分。

6)基底细胞样鳞癌:主要由基底细胞样成分组成,部分区域可有成熟鳞状上皮的分化为腺样基底细胞癌进展而来或普通鳞癌的特殊分化形式,目前尚不能确定。由于报道的病例较少,预后情况有待进一步积累资料。

(二)腺上皮恶性肿瘤

子宫颈腺体病变受到越来越多的关注,其原因,一方面是腺体病变,无论浸润前或浸润性病变较过去明显增加了,这和检查技术的进步如细胞学、阴道镜等广泛开展以及病变本身为HPV感染相关有关;另一方面,子宫颈腺体病变在分类、命名、诊断条件等方面存在不同意见,以及和某些反应性或良性增生性病变易于混淆,容易导致诊断困难。

1. 浸润前病变

早在20世纪50年代学者就已经认识到子宫颈浸润性腺癌存在前期病变，并命名为原位腺癌(AIS)。后期，将病变程度低于原位腺癌的称为腺体的不典型增生。至20世纪80年代，参照子宫颈鳞状上皮内病变的命名和分级，将子宫颈腺体的浸润前病变称为子宫颈腺体上皮内瘤变(CIGN)，CIGN1、CIGN2相当于子宫颈腺体不典型增生，CIGN3等同于原位腺癌。由于在实际工作中，子宫颈腺体不典型增生很少见，诊断的客观性也相对不足，一般仅用于在形态上异型程度不足以诊断原位腺癌，或个别腺体异型，不能肯定为原位腺癌的情况。因而，CIGN的诊断并没有获得广泛的使用，本节描述的浸润前病变主要指原位腺癌。

子宫颈原位腺癌特征上表现为正常存在的黏液腺体，其组成的上皮细胞表现恶性的细胞学特征。这些恶性的细胞学特征包括：细胞核复层、失去极性；细胞核异型、深染；核仁增大；去黏液分化；核分裂活跃、不典型核分裂；细胞凋亡；出现肠上皮形态；骤然的上皮移行等，受累腺体有正常的外形和分布，这一点曾经被看作是原位腺癌的最重要的结构特征，但现在发现，原位腺癌腺体可以有轻微的畸形甚至可以出现某种程度的囊性扩张，典型情况下发生于移行带或附近。由于这个特殊的位置，原位腺癌表面可以被覆正常的、化生的或不典型增生的鳞状上皮或各个不同级别的鳞状上皮内病变，也可以合并浸润性鳞状细胞癌。原位腺癌多同时累及表面被覆上皮和其下的腺体，主要容易累及腺体的“颈部”。很少仅仅局限于深部的腺体，如果这种情况出现，多为内膜样塑的原位腺癌，但也有报道仅为表面上皮累及的一般为单灶性病变，但大约有15%是多灶性发生的。

原位腺癌可分为不同的组织亚型，包括颈管黏膜型、肠上皮型、输卵管上皮型、内膜样型、透明细胞型、浆液性、鳞腺混合型等。其中以前两种最为常见，后面的某些类型尚没有得到公认。区分不同亚型的意义在于有利于形态的识别，目前尚不明确不同亚型的生物学意义，因此，在实际诊断中不需要诊断具体亚型。

2. 早期浸润性腺癌

早期浸润性腺癌也有文献称为微小浸润性腺癌。不同于鳞状上皮的同类病变，在形态上，腺癌的早期间质浸润是难以识别的，因而存在较多的争议。

目前认为，宫颈的早期浸润性腺癌一般表现为以下三种情况。①不规则浸润类型：原位腺癌的腺体周围有孤立的浸润性小细胞巢或单个细胞在间质中，周围有明确的间质反应。②膨胀性浸润型：原位癌腺体出现相互融合性结构，或出现真性的筛孔结构，或扩张的腺腔内出现乳头状结构。有时表现为明显的嗜酸性胞质和明显的核仁，这种形态一般多见于胃型分化性腺体。这种类型，周围间质反应可以不明显。但由于原位腺癌本身腺体结构可以很复杂，应避免过度诊断。③外生型：表现外生乳头状生长方式，宫颈的间质存在浅表性浸润。

尽管对早期浸润性腺癌的名称、诊断条件和类型等存在争议，但不建议在活检组织中诊断。如果存在任何怀疑,应建议临床做较大的组织样本,如锥切等,以进一步明确诊断。

3. 浸润性腺癌

子宫颈原发性浸润性腺癌具有不同的组织起源,可能为宫颈管柱状上皮,或柱状上皮中存在的纤毛细胞,也可能为异位的子宫内膜,或胚胎期残留的中肾管残迹,罕见情况下,可能来源于原始泄殖腔,以第一种为最常见宫颈腺癌的组织学形态较为复杂多变,目前并不清楚不同组织学亚型和前驱病变的对应关系。

子宫颈腺癌的发病率近年来处于上升之中,并有年轻化倾向。一方面,与 HPV 感染有关;另一方面,与检查方法的进步,能够在更早期发现有关。大约 94% 的宫颈腺癌和 HPV 感染有关,HPVI8、HPV16 和 HPV45 与腺癌的关系更为密切。

(1)普通型腺癌:普通型腺癌是指肿瘤细胞黏液分化相对不明显的一组腺癌,为宫颈部位最主要的组织类型,在整个宫颈腺癌中所占比例,各家报道不尽相同,从57%到95%不等,主要原因是该型腺癌常被误分类为"内膜样腺癌",较为合理的比例约为90%。

1)大体病理:子宫颈黏液腺癌大体可呈息肉状、结节状、外生乳头状或溃疡型。约50%表现外生性生长方式,约29%的病例在宫颈外观上表现正常,需要注意在子宫颈管较高位置存在的病损。

2)组织病理:大部分为分化好至中度分化腺癌。结构上以形成复杂腺体结构为主,以表现融合性筛孔状腺体,或乳头状腺体;上皮呈假复层排列,细胞核上部分呈嗜酸性胞质,表现黏液损耗形态,或黏液细胞顿挫性分化特征,细胞核长卵圆或卵圆形,核深染,可以有明显的核仁,核分裂容易出现在腺腔缘位置,常见细胞凋亡现象。在分化较差时,以形成不规则浸润结构,或形成半实性、实性片状结构为主;细胞异型性明显,深染;细胞核上部分的嗜酸性胞质不明显或消失,仅个别细胞表现胞质内黏液空泡;浸润性腺体周围间质反应明显(图2-2)。

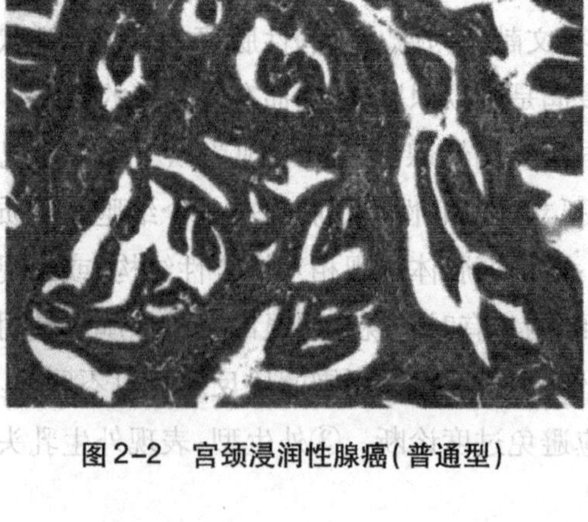

图2-2 宫颈浸润性腺癌(普通型)

表现为融合性筛孔状结构的浸润性腺癌，需要和内膜样腺癌区分；宫颈的普通型浸润性腺癌缺乏经典内膜样癌的空泡状核形，一般为假复层排列，黏液细胞上部富含嗜酸性胞质，或含有黏液空泡，核分裂常常位于腔缘位置。乳头状腺癌倾向于外生性生长，常常伴有浅表性浸润；需要和绒毛状腺癌及原位腺癌的乳头状类型鉴别。表现为半实性或实性的低分化腺癌需要和非角化鳞癌或腺鳞癌区分。

(2)黏液腺癌

1)非特异型黏液腺癌(NOS)：子宫颈浸润性黏液腺癌，胞质含有明显的黏液分化，但不能被分类在普通型、胃型、肠型或印戒细胞癌中。

2)胃型黏液腺癌：子宫颈浸润性黏液腺癌，黏液腺体向胃型腺体方向分化。该型黏液腺癌可能占到宫颈腺癌的25%左右，过去应该是被低估了。其发生和HPV感染无关，而与宫颈腺体的胃型分化有关。浸润前的宫颈腺体的胃型分化最常见于宫颈腺体的叶状增生，也可见于普通的“慢性宫颈炎”背景中，偶然可能出现在隧道状腺丛的边缘，后两种情况在日常诊断中极易忽略。具有胃型分化的宫颈黏液腺体形成浸润性腺癌，当在形态上表现极高分化形态时，称为“微偏腺癌”或恶性腺瘤。1963年，Mckelvey和Goodlin首先用恶性腺瘤的名称，描述一种保持宫颈腺体分支状外貌，核异型和间质反应极小或缺乏的宫颈黏液性肿瘤，常具有高度侵袭性临床过程。1975年，Silverbeg和Hurt将保持正常外貌腺结构，核异型低的内膜样、透亮细胞癌也划入这一范畴，并命名为微偏腺癌。现在所描述的宫颈胃型腺癌不应该再包含“内膜样”或“透明细胞”形态的腺癌。具有胃型分化的宫颈黏液腺体当分化较差时，细胞核异型性明显增加，则为胃型黏液腺癌。

大体病理：子宫颈微偏腺癌明显的表现为子宫颈弥漫性或部分性肥大、肿块没有明显的边界、一般没有出血坏死，因而在巨检时可能被忽略。需要注意，在弥漫性或局部增厚的子宫颈管壁，切面上，肿块质地较硬，有微小的囊腔，含黏液。一般没有很大的囊腔，色泽略偏黄。在较为早期的病变，密切注意子宫颈黏膜和纤维肌层的分界情况是否清晰。在分化较差的胃型腺癌可以伴有明显的出现坏死。

组织病理：微偏腺癌在组织学上突出表现为在细胞学上异型性轻微，在腺体结构上异型明显。在结构上失去规则的小叶状分布，大小不规则，腺体杂乱分布，部分腺体明显扩张，部分腺体形成腔内乳头状结构，部分形成微小腺体，少部分可能出现融合性腺体。腺体细胞呈单层、柱状，胞质透亮或苍白，部分可能嗜酸性，胞核常位于底部，扁平状或卵圆形，深染，少部分可能有不规则核形。核分裂易见。复杂的腺体深达纤维肌层，对纤维肌层结构有破坏，可以形成局部的大量炎症细胞聚集，甚至肉芽肿样反应。增生的腺体对大的厚壁血管和神经的侵犯，也具有诊断意义。

当表现为明显的核异型性，核变大，圆或卵圆形，核仁明显，胞质透亮或嗜酸性；有明显的不规则浸润性腺体结构，或融合性腺体结构时，称为胃型黏液腺癌。少数情况下，可能伴有局灶性肠型分化成分。

微偏腺癌至胃型腺癌是一个谱系，从极高分化形态的微偏腺癌仅表现轻微的核异型，到胃型腺癌的明显核异型，在约半数的肿瘤中混合存在，不同分化程度的成分在肿瘤中的分布和含量可能不同。仔细识别不同分化程度的胃型黏液性分化的腺体对于正确诊断有帮助，尤其在活检诊断中：HIK1083 和 MUC6 对于识别黏液腺体的胃型分化有一定帮助，在恶性腺体病变中，通常伴有 TP53 表达，这不同于一般 HPV 相关的宫颈腺癌。

3）肠型黏液腺癌：符合浸润性黏液腺癌的一般特征，腺体完全或局部性呈现肠上皮分化特征，可以含有杯状细胞、嗜银细胞和 Paneth 细胞。肠型分化的黏液腺癌有更多机会在局部形成黏液湖。

在早期肠型黏液腺癌和肠型分化的原位腺癌，可见普通型和肠型腺体的互相移行或转化过程，目前认为浸润性肠型黏液腺癌也和 HPV 感染有关。

4）印戒细胞癌：为宫颈黏液腺癌中最少见的组织类型，腺癌中至少部分含有明确的印戒细胞成分，组成腺癌的其他成分多为普通型腺癌或肠型腺癌，且分化往往偏差。

该型腺癌甚为少见，和 HPV 感染的关系不明确，有待进一步调查。实际诊断中需要和转移性印戒细胞癌相区分。

（3）绒毛状腺癌：绒毛状腺癌是由 Young 和 Scully 于 1989 年首先描述的一种宫颈腺癌的变异亚型，最初称为“绒毛乳头状腺癌”，也有文献称为“分化性绒毛状腺癌”。因其非常好的预后，故予以独立描述。

绒毛状腺癌通常发生在年轻女性，平均发病年龄为 35 岁，临床和分子病理学检查证实和 HPV 感染有关。病灶在大体上表现为外生性，并和子宫颈有清晰的分界，镜下表现为带有纤维轴心细长乳头，黏液上皮呈假复层排列。细胞轻—中度异型性。核分裂象常见，可以有粗短的乳头，但一般没有乳头的相互融合，也没有浆液性乳头状癌的那种如散落的花炮样细小乳头。肿瘤对宫颈间质通常没有浸润，即便有，也只能是极轻微的或可疑的，即不存在明显浸润癌的组织反应。

独立描述这组病例最重要的理由是发生在年轻女性的绒毛状腺癌具有很好的预后，适合进行保守性治疗，如锥切或单纯全子宫切除，而不需要根治性手术。但在后期报道的部分绒毛状腺癌病例，往往和分化性的普通外生性乳头状腺癌相混淆，导致出现部分转移或死亡。因而，近年来强调要更严格地进行绒毛状腺癌的诊断。最重要的是和普通外生性乳头状腺癌进行区分，其要点是：①绒毛状腺癌细胞核轻度异型，不能超过中度异型，而普通的乳头状腺癌具备一般腺癌中重度核异型的特征；②外生的乳头不能出现融合，没有乳头间的浸润；③肿瘤和宫颈的界面没有明显的浸润。此外，浆液性乳头状癌、乳头状宫颈炎、乳头状苗勒管腺纤维瘤等也需要鉴别诊断。

（4）内膜样腺癌：子宫颈内膜样腺癌是指原发于子宫颈，但在形态上和原发于子宫内膜的内膜样腺癌形态相同的肿瘤。文献中报道的原发于子宫颈的内膜样腺癌占宫颈原发性腺癌的比例从罕见到高达 50% 不等。实际上，真正的内膜样腺癌在子宫颈部位是罕见的，按 Schorge 等在 1999 年的统计不超过 7%，真实的发生率可能更低，一般不会超过 5%。原因是将普通型的宫颈腺癌分类为“内膜样腺癌”。区分它们的方法是：①子宫颈部位的内膜样腺癌和发生于宫腔的同类型腺癌相同，一般都具有典型的“泡状核”外观，上皮复层较为明显，有更多见的融合性结构，而普通型宫颈腺癌通常为长卵圆形细胞核，假复层排列；②内膜样腺癌 p16 呈斑驳状表达，而普通型腺癌 p16 均呈强阳性弥漫表达。此外，ER、PR 在内膜样腺癌通常为阳性，而普通型即便表达也是相对较弱或灶性的；Vimentin 常常表达在内膜样上皮中，也具有一定的帮助价值。

少见情况下，宫颈管高位近子宫下段位置可能发生“微偏样”子宫内膜样腺癌或内膜样微偏腺癌。它们具有内膜样腺癌的一般免疫学特征，但在形态上以深肌层浸润的单腺管结构为主，在活检诊断中较难发现。

诊断子宫颈内膜样腺癌的同时，需要除外子宫腔内膜样腺癌的宫颈累及。

(5)透明细胞癌：子宫颈透明细胞癌和发生于生殖道的其他部位，同类型肿瘤具有相同的细胞学形态和结构特征。不同于 DES 宫内接触的病例，子宫颈的透明细胞癌主要发生于老年女性，平均发病年龄为 47 岁。

典型的透明细胞癌在诊断上通常没有问题，组织学表现和免疫学特征与生殖道其他位置同类肿瘤相同。需要注意的是：①一些非角化型的鳞癌富含糖原，可以相似于透明细胞癌，近现代有观察指出，这种类型的鳞癌可能代表了一种鳞腺癌的分化；②妊娠后，A-S 现象可以在宫颈管黏膜腺体中存留相当长时间，不能误为透明细胞癌；③透明细胞癌部分或主要由鞋钉样细胞构成，形成乳头状结构，可以类似于浆液性腺癌。

子宫颈透明细胞癌较为罕见，目前对其预后没有准确的资料。尽管现代一般没有 DKS 宫内接触病史上，子宫颈透明细胞癌可能出现在较为年轻的女性，而表现为完全或主要呈外生性生长方式，这种宫颈透明细胞癌可能具有较好的预后；而在老年女性，以内生浸润为主的透明细胞癌预后相对较差。

(6)浆液性癌：子宫颈的浆液性癌少见，组织学和免疫学特征与发生于输卵管、子宫等部位的高级别浆液性癌相同。诊断该部位浆液性癌需要首先除外透明细胞腺癌的乳头状生长类型、普通宫颈管腺癌的乳头状生长等；再则，需要除外输卵管、卵巢、子宫内膜部位的浆液性腺癌的种植。

(7)中肾管腺癌：子宫颈的中肾管腺癌是指起源于宫颈管侧壁胚胎期中肾管残迹的腺癌，非常罕见。至今文献报道不足 30 例，部分为局限于宫颈管黏膜层。中肾管腺癌应该对应于其组织起源部位，是发生于子宫颈管侧壁深层的，并且常常累及宫颈管壁外 1/3。多表现为小管状结构，腺腔内有红染伊红物质细胞学形态较一致，缺乏纤毛细胞改变，可有隐约的小核仁。有时呈现梭形细胞分化。复杂腺性、网状或性索样结构也有描述。良性或增生性的中肾管残迹成分混杂，有利于中肾管腺癌的诊断。主要应和旺炽样中肾管残迹增生以及内膜样腺癌、去黏液分化的普通颈管型腺癌相鉴别。

(三)其他上皮恶性肿瘤

1. 腺鳞癌

子宫颈的腺鳞癌是指由恶性组织学表现的鳞状细胞和腺细胞成分混合构成的肿瘤。这个定义强调的是,两种上皮成分都应该是恶性的,某些内膜样癌中的鳞状细胞分化不能被计入,而某些鳞癌中含有少量的黏液细胞也不能被计入。同时强调,鳞和腺两种成分都应该是清晰可辨的,某些鳞癌表现为腺样结构或鳞癌累腺不能计入,而形成实性结构的低分化腺癌也同样不能误认为腺鳞癌。因而解释了不同文献报道中腺鳞癌占宫颈癌5%~50%的巨大差异的原因。如果按照严格的腺鳞癌的诊断条件,实际比例为20%~28%。

腺鳞癌可能有不同的起源。其一,可能为柱状上皮下的储备细胞起源的双相分化。其二,也可能是分别起源于鳞状细胞和腺细胞肿瘤的混合。后一种情况也称为鳞腺混合癌,或"碰撞"癌,或"同期发生的腺癌和鳞癌",鳞和腺两种成分可以分别表现为浸润或原位癌,在肿瘤早期或相对早期时可以看到代表肿瘤组织起源的细胞移行过程,因而主张不能算是真正意义上的腺鳞癌。近代认为,无论表现何种形式,实际都是HPV相关的病变,并且在肿瘤形成后期阶段是难以区分的。从实际诊断的角度而言,不再严格区分,而统称为腺鳞癌。

腺鳞癌可以表现不同的组织类型,最常见的为普通型,少见情况下表现为透明细胞腺鳞癌,极罕见情况下呈现毛玻璃细胞癌。

普通型的腺鳞癌为含有明确鳞癌和明确腺癌成分的肿瘤。所谓明确的鳞癌,是指鳞状细胞成分显示有角化,或片状肿瘤细胞中伴有单个细胞角化,或有明确的细胞间桥形成。所谓明确的腺癌,是指存在有分化性的腺癌,或能够被明确识别的腺癌,而不仅仅是腺样结构。腺鳞癌也可以表现为原位腺癌和原位鳞癌的混合,或其中任一种类型为早期浸润,这种表现可以看作是普通型腺鳞癌的早期阶段。

透明细胞腺鳞癌,平均发病年龄为43岁,多为HPV18型感染。在组织学上,细胞边界清晰的、富含糖原的透亮胞质的鳞状上皮样细胞形成片状结构,由结缔组织分割,其中有多量的淋巴细胞浸润。局部往往有含有黏液的腺体成分。透明细胞腺鳞癌需要和透明细胞腺癌及毛玻璃细胞癌进行鉴别诊断,透明细胞腺鳞癌缺乏乳头或腺管状结构,也没有鞋钉样细胞成分。而透明细胞腺癌没有产生黏液的腺体成分。

毛玻璃细胞癌被看作是腺鳞癌分化最差的一种形式,仅占宫颈癌的1%~2%。具有明显嗜伊红或嗜双色的大细胞呈片状排列,胞质细颗粒状如毛玻璃,细胞边界清晰,细胞核大、异型明显,具有明显大的核仁,核分裂活跃。间质内显著的炎症细胞浸润,以嗜酸性细胞和浆细胞为主。可以伴随有灶性鳞癌或腺癌的分化。最主要的鉴别诊断是大细胞非角化型鳞癌以及淋巴上皮瘤样癌。大细胞非角化型鳞癌缺乏毛玻璃样的胞质外观,也没有毛玻璃细胞癌的大核仁,具有更多的鳞状分化特征。而淋巴上皮瘤样癌一般为单个病灶的局限性生长方式,细胞边界不清楚,没有毛玻璃细胞癌的活跃核分裂和大而明显的核仁,间质中主要为大量淋巴细胞浸润。不同文献描述的毛玻璃细胞癌预后存在较大差异,主要是其他相似形态的肿瘤误分类导致。准确分类毛玻璃细胞癌的意义在于,对化疗相对敏感,而对放疗不敏感。

2. 腺样囊性癌

罕见肿瘤。圆形的巢状结构,由不等量的筛孔结构腺体组成,圆形的腔隙内含有嗜伊红的透明物质,形态上相似于涎腺的同名肿瘤。肿瘤巢外周常常有栅栏状排列的细胞,肿瘤细胞异型明显,核分裂活跃。约 20% 的病例局部可表现完全实性结构,少数病例可有灶性鳞癌分化。腺样囊性癌需要和腺样基底细胞癌相鉴别,前者 CDH7 阳性。

3. 腺样基底细胞癌

罕见肿瘤。一般发生于绝经后女性,平均发病年龄为 64 岁。无症状,常因为其他病变时被偶然发现,最常合并原位鳞癌或原位腺癌,也可以为微小浸润癌或显著浸润癌。一般在锥切或全子宫切除标本中发现。镜下表现为小的圆形或卵圆形或叶状肿瘤细胞巢散在分布,肿瘤细胞表现为较为一致的基底样细胞形态,肿瘤巢外周常伴有栅栏状排列的细胞。巢内有腔隙结构,可以扩张,腔隙可以内衬黏液上皮,或扁平细胞局部可以显示鳞状细胞转化。和腺样囊腺癌不同,腺样基底细胞癌罕见核分裂,无间质反应或极为轻微。

腺样基底细胞癌通常局限于宫颈,预后较好。但文献中有一例死亡病例报道,因而依然需要密切的随访。

4. 神经内分泌癌

子宫颈神经内分泌肿瘤罕见,占宫颈癌的 0.3%~2%。参照其他部位的分类方法,分为低级别神经内分泌肿瘤(含类癌、不典型类癌)、高级别神经内分泌癌(含小细胞神经内分泌癌和大细胞神经内分泌癌)。发生于子宫颈的神经内分泌肿瘤的准确组织起源不清楚,在正常组织成分中约 40% 的宫颈外口鳞状上皮、20% 的颈管黏液上皮中含有嗜银细胞。约 60% 的微偏腺癌、14% 的其他类型腺癌或腺鳞癌中也含有嗜银细胞成分,因而不能把这些肿瘤归类为神经内分泌肿瘤。

子宫颈类癌在形态上相似于发生于肠道的典型类癌,呈较为规则的岛状、结节状或索状生长;细胞核形态较为一致;核染色质较为细致;核分裂象低;缺乏坏死。类癌被看作是神经内分泌肿瘤中分化好的一类,但文献中依然有侵袭性临床过程的报道。当肿瘤虽然保持了典型的类癌结构特征,但核异型性增加,核分裂象达到(5 ~ 10)/10 HPF 时,称为不典型类癌,此时,常常伴有坏死。当肿瘤表现低分化状态时,呈现更为明显的坏死和丰富的核分裂,常常超过 10/10 HPF,此时典型的类癌结构特征已经不明显。这类分化较差的肿瘤包括大细胞神经内分泌癌或小细胞癌。小细胞癌类似于肺的燕麦细胞癌，在形态上表现为：①单一的细胞类型；②核深染；③高核质比；④肿瘤细胞呈不规则片状排列；⑤偶有花环样结构出现。小细胞癌常常广泛浸润子宫颈间质。具有相似的结构，但胞质更为丰富，细胞核较大，并具有明显的核仁，判断为大细胞神经内分泌癌。

子宫颈神经内分泌肿瘤可能和HPV感染有关。大细胞神经内分泌癌和小细胞癌预后很差。

（四）间叶源性恶性肿瘤及其上皮和间质混合性肿瘤

起源于子宫颈的恶性间叶源性肿瘤包括平滑肌肉瘤、低度恶性子宫内膜样间质肉瘤、未分化子宫颈肉瘤、葡萄状肉瘤、腺泡状软组织肉瘤、血管肉瘤等，都是很罕见的。与发生于其他部位的同类肿瘤形态类似。其中，最值得注意的是不要将假肉瘤样纤维上皮性息肉误认为葡萄状肉瘤。

上皮和间质混合性肿瘤包括腺肉瘤以及癌肉瘤。腺肉瘤最常见于子宫内膜，子宫颈的腺肉瘤仅占整个女性生殖道腺肉瘤的2%。大体上表现为息肉样或外生乳头状生长方式。组织学形态上和发生于子宫内膜的腺肉瘤相同，间质成分过度增生并在良性外貌的腺体周围呈现"袖套"样结构是其典型的特征。但需要注意的是，该病虽然平均发病年龄为31岁（11～65岁），但有大约1/3病例可发生在15岁以下，而给诊断和处理带来困难。大多数病例预后较好，但个别病例可能表现为侵袭性临床行为，一般以局部复发为主，偶然可能发生远处转移。对于年龄较轻、肿瘤蒂部较细、有条件完整切除的病例，可以考虑肿瘤局部扩大切除，但依然需要临床密切随访。

癌肉瘤极为罕见，发生于子宫颈的共约50例报道。一般发生于绝经后女性，平均年龄为65岁。呈现息肉状或外生分叶状生长，然而在形态上和发生于子宫内膜的癌肉瘤不同，癌性成分以基底细胞样成分居多，上皮性癌的成分还可以包含鳞状上皮、内膜样或中肾管型上皮类型。肉瘤成分和发生子宫内膜的类似。

二、瘤样病变

（一）腺上皮瘤样病变

1. 化生

子宫颈腺上皮化生主要包括输卵管上皮化生、子宫内膜样化生。

在子宫颈部位输卵管上皮化生是很常见的，可以出现在任何位置，并且和年龄没有关系。以子宫颈管上部深层最为多见，因此，检出率和样本类型有关。在锥切和子宫切除标本中大约可发现31%的病例有输卵管上皮化生。输卵管上皮化生在形态上表现为正常的子宫颈管上皮被单层或假复层的纤毛细胞、非纤毛细胞和插入细胞混合组成的上皮所取代,这些上皮极其类似于输卵管中的上皮,它们通常缺乏浸润性和细胞核异型,核分裂活性低罕见情况下,输卵管上皮化生可以形成“假浸润性”结构,需要和浸润癌、微偏腺癌等鉴别。普通的输卵管上皮化生最主要的意义是要和子宫颈腺体的原位癌以及不典型增生相鉴别。在脱落细胞学诊断中,约76%的原位腺癌病例最终被证明为输卵管上皮化生,而活检诊断中约20%的病例会将输卵管上皮化生诊断为原位腺癌。

子宫颈管黏液上皮为良性的内膜样上皮取代被称为内膜样上皮化生。和子宫内膜异位不同,它们周围缺乏子宫内膜间质。实际上,纯粹的内膜样化生是罕见的,发生率不足1%。并且由于内膜样化生的成分也常有纤毛细胞的出现,因而常和输卵管上皮化生合并称为“输卵管子宫内膜样化生”。

肠上皮化生是子宫颈腺上皮化生最罕见的形式。表现为局部宫颈腺体或表面腺上皮为肠上皮取代。子宫颈的肠上皮化生是否真实存在是有争议的,一方面,当子宫颈黏膜中出现肠上皮成分时,不表现任何程度的核异型是极为罕见的,另一方面,宫颈原位腺癌或浸润性腺癌中更常见肠上皮成分。因此,实际上无论在活检诊断或锥切或子宫切除标本的诊断中,出现肠上皮成分时应予以高度的关注。也就是说,肠上皮化生实际仅是一个排除性诊断。

2. 隧道状腺丛

隧道状腺丛由 Fluhmann 于 1961 年首先描述,为发生于子宫颈移行带区的腺体瘤样病变。可能为妊娠后的腺体复旧过程,因而一般发生在 30 岁以上女性。在成年女性中发生率为 8%,妊娠期则高达 40%。一般为子宫切除或锥切标本中的偶然发现,前者为 6%,后者约为 10%。

隧道状腺丛分为 A、B 两型。A 型为非囊性,B 型为囊性。实际上,A 型也有小的囊性扩张腺体,因而两者并无严格区分,也没有发现两型不同的临床病理意义。隧道状腺丛通常呈现孤立性病灶,直径一般为 0.5~5 mm。圆形的病灶内由 20~50 个圆形或卵圆形或不规则紧密排列的腺体构成,腺上皮单层柱状或扁平,80%的病例为多灶性病变,少数情况下,各自孤立的病灶可以相互融合。

隧道状腺丛特征明确,一般容易诊断。少数情况下,隧道状腺丛可以出现轻度的细胞异型性和少数核分裂,不要误诊为原位腺癌。少数情况下,隧道状腺丛也可能出现局部的腺体旺炽样增生,不要误诊为分化性腺癌。偶然情况下,囊性腺体可以扩张进入宫颈纤维肌层,不要误诊为微偏腺癌。

3. 深部腺体和囊肿

子宫颈黏液腺体偶然可以出现在纤维肌层,有时深达 9 mm,并可以呈现不规则分布,位于深部的腺体也可以出现输卵管子宫内膜样上皮改变,因而可能误为微偏腺癌重要的区分在于,其表层的黏膜形态是正常的。

纳氏囊肿不仅位于黏膜层,也可以位于纤维肌层,甚至可达宫颈管壁的外 1/3 肌层。

此时，宫颈管壁为大量充满黏液的囊肿占据，囊肿直径可达1 cm。镜下，囊肿内衬立方或扁平上皮，良性外貌，一般没有核分裂。偶然情况下，囊肿可能内衬输卵管型上皮。

4. 微腺体增生

1967年Taylor首先描述，40年过去了，此病变至今仍然是妇科病理诊断中极容易误诊的非肿瘤性病变，主要误诊为腺癌，约67%和孕激素用药有关，7%出现在妊娠期，有少数病例和雌激素用药有关，其余没有特别原因。一般发生在年轻女性，但有6%可以发生在绝经后。可以没有临床表现，仅为偶然发现。也可以引起明显的大体异常，表现为糜烂、息肉甚至类似腺癌的质脆的外观。

微腺体增生常为宫颈管黏膜表面的微隆起病变，也可以为非息肉状，也可以是宫颈息肉的一部分，少数可以累及深层宫颈腺体。在组织学上，由密集排列的腺体构成，这些腺体大小不等，形状为圆形或不规则甚或囊性扩张。腺细胞呈柱状或立方，常含有核上或核下空泡。腺腔内常含有嗜碱性或嗜酸性黏液分泌，混杂有大量急性炎症细胞。间质很少，但含有大量急、慢性炎症细胞。腺细胞形态一般较为温和，通常缺乏核分裂，但罕见情况下可以达到1/10 HPF。约50%的病例合并各种不同程度的鳞状上皮化生。

微腺体增生除了本身形态复杂以外，形态变异较多，常常是诊断困难的重要原因。通常可有以下5种变异形态：①灶性核异型；②实性生长方式；③含有印戒细胞；④假浸润性形态；⑤显著的间质透明变性。微腺体增生本身没有重要的临床意义，最重要的是不要误诊为腺癌，或反之。

5. 弥漫性层状腺体增生

为良性腺体增生性病变，平均年龄为37岁，没有特异的临床表现和大体异常，几乎都是镜下偶然发现。特征性的表现有：中等大小、分布相对均匀、增生性的宫颈腺体，在宫颈管黏膜层内弥漫性密集排列，并和纤维肌层形成明显的分界。和普通腺癌的区别在于腺体细胞形态温和，可以存在轻微的反应性不典型，但没有显著的核异型。和微偏腺癌的区别在于可以有局部的水肿，但没有明显的间质反应，也没有纤维肌层的不规则腺体浸润。

6. 叶状增生

1999年Nucci和Clemfint等首先报道叶状增生，用于描述一种宫颈管黏液腺体呈叶状增生而难以与恶性腺瘤（微偏腺癌）相鉴别的病变。该病变常为偶然发现，但大约36%存在大体异常和临床症状，可有白带增多，但常为黏液性白带，和恶性腺瘤的水样白带不同，影像学检查可发现宫颈占位性病变，但一般为局部性，且常在宫颈管较高位置，并且边界清楚。组织学特征性表现为小至中等大小腺体增生，围绕中央大腺体；细胞呈柱状，含黏液，形态学温和，无异型性，通常没有核分裂。

叶状增生最重要的是和恶性腺瘤（微偏腺癌）相区分。叶状增生呈规则的叶状分布，而不是恶性腺瘤的高度增生的黏液腺体，不规则分布。叶状增生的腺体形态一致，腺体周围没有间质反应。

一般认为叶状增生是表现良性的临床经过。但部分病例却和恶性腺瘤有关,有可能是其前驱病损,特别是存在不典型改变时。

7. 颈管黏膜异位

在宫颈肌壁外1/3层出现囊性扩张的黏液性腺体,通常和黏膜层腺体没有组织关系,被称为颈管黏膜异位。囊性扩张的腺体内衬单层黏液上皮,形态温和。形成机制不清楚。主要是不要和微偏腺癌相混淆。

8. 非特异性增生

宫颈管上皮非肿瘤性增生,但不能分类在已知的特定类型中,被称为非特异性增生。增生的腺体可以密集或不规则排列,但缺乏浸润性的表现,没有间质反应。细胞核形态温和。这种增生可以是局部的,和正常黏膜部分的腺体形成明显的界限。宫颈腺体非特异性增生为排除性诊断。

9. 继发于黏液外泄的改变

由于尚不清楚的原因,宫颈腺体基膜破裂或腺体自身破裂,黏液成分进入周围间质,导致腺体周围出现类似于肿瘤浸润的间质反应,这种情况并不少见,在日常活检中也能见到,使得可能需要考虑原发甚或转移性癌。首先,这种改变中腺体本身在形态上是良性,缺乏恶性结构和细胞学特征。再则,这种改变通常比较局限,甚至仅在个别腺体周围产生。最后,周围的反应和真性的肿瘤浸润不同,反应一般围绕腺体或破裂部分,为水肿性间质,常有泡沫样的组织细胞,或异物巨噬细胞存在,可有淋巴细胞,但一般没有嗜伊红细胞。

由于活检本身机械性损伤导致的腺体破裂,黏液成分被挤入腺腔或间质中,不属于上述情况。区别在于机械性损伤导致的黏液侵入缺乏相应的组织反应。

10. A-S反应

大约9%的妊娠患者在子宫颈管的腺体中会出现A-S反应,形态和妊娠内膜中的相同。但在颈管的腺体中,A-S反应通常是很局限的,仅在个别腺体出现,以表层黏膜更为常见,深层腺体或宫颈息肉也可发生。A-S反应可以出现在子宫颈管黏膜的任何位置,因此,在活检中需要注意不要误诊为原位腺癌或透明细胞癌。

第三章
宫颈细胞学 Bethesda 系统

第一节　Bethesda 系统简介

Bethesda 系统(TBS)是用于宫颈或阴道巴氏细胞学诊断的报告系统。1988 年,美国癌症研究院(NCI)发起一个工作会议,由病理医师、细胞病理医师、临床医师以及与宫颈癌预防诊断和治疗相关的不同专业代表组成,会议制定出宫颈/阴道细胞学判读结果的统一命名系统。按照会议召开城市和时间命名为 TBS-1988 系统(召开会议城市是美国马里兰州的 Bethesda 市)。

2 年后,第二次工作会议根据各实验室对 TBS-1988 系统的实际使用情况,将宫颈细胞学报告用语进行修订补充,命名为 TBS-1991 系统。到 20 世纪 90 年代中期,美国近 90% 实验室使用 TBS 系统报告宫颈/阴道细胞学诊断结果。

为了给宫颈细胞学判读可疑(ASCUS)或低级别鳞状上皮内病变(LSIL)患者提供最佳临床处理方案,NCI 于 2001 年主持完成了 ASCUS/LSIL 分类筛查研究(ALTS)。此项研究根据细胞学检查结果分组并进行细胞学和组织学随访,然后结合充分临床数据决定如何处理这些常见的宫颈细胞学异常情况。

由 NCI 主办、44 家国际专业组织和机构合办的 TBS-2001 工作会议,由病理医师、细胞病理医师、妇科医师、律师、患者志愿者及从事女性保健相关工作者约 400 多人参加。在会上,TBS-2001 系统修改稿经全体参会者公开讨论,投票表决:TBS-2001 系统最终于 2002 年定稿并公布。此后,NCI 与美国细胞病理学会(ASC)于 2004 年合作出版了第二版 TBS"蓝皮书"。

推出 TBS"蓝皮书"的同时,2003 年 11 月 5 日,ASC-NCI 在美国细胞病理学会网站(http://www.cytopathology.org/NIH)建成 TBS 图库,包括已出版 TBS"蓝皮书"内容,约有图片 350 幅(40% 为液基),图片均配有注释并免费下载。该网站具有数种图片搜索方法:TBS 命名系统搜索、图谱章节标题搜索、关键词搜索以及标本类型搜索等。该网站还提供用户自评功能，用户可以通过“自测题”将判读结果与其他参与者相比较。

美国阴道镜和宫颈病理学会（ASCCP）于 2001 年针对患者临床处理问题召开比较共识工作会议，形成对应 TBS-2001 系统异常宫颈细胞学处理指南，并于 2006 年 12 月的一次共识会议中进行修订。在 20 多个学术委员会的共同参与下，ASCCP 2012 年对临床处理共识指南再次做了修正和更新，因为在过去 10 多年中，宫颈癌筛查预防和临床处理都发生了很大变化，这些变化包括液基细胞学的广泛使用，细胞学、HPV 的共同筛查，HPV 疫苗的应用，美国 FDA HPV 通过检查可以用于一线筛查，2011 年新的宫颈癌筛查指南以及 2012 年临床处理指南的修订，所以美国细胞病理学会在广泛听取意见的基础上（59 个国家参与，2454 条评论）对 TBS 系统也做出了修订，称为 TBS-2014。第 3 版《TBS 宫颈细胞学报告》一书，增加了页数、图片和解释，但其基本内容与第 2 版没有特别大的改变。脱落的正常子宫内膜细胞在第 2 版 TBS 中，如果在大于等于 40 岁的妇女宫颈细胞学片中查见，需要报告。在第 3 版年龄放宽至大于等于 45 岁，如果小于等于 45 岁，无须报告正常子宫内膜细胞。

第二节　TBS-2014 系统

一、TBS-2014 系统的格式

TBS 系统问世以来即被世界许多国家接受并使用。TBS 系统提供了标准的宫颈细胞病理学报告，统一了宫颈细胞学诊断分类，明确了诊断标准，增进了细胞病理学医师与临床医师的有效沟通，为患者提供了更恰当优质的服务。

TBS 系统包括 3 项基本内容。①标本类型及满意度评估。②总分类。③描述性命名：判读/结果。TBS 系统认为宫颈细胞学检查属于筛查性质，而不是诊断性质，因此，用“判读”或“报告”取代“诊断”一词。对于病理医师和临床医师，理解这一改变的意义非常重要。

二、宫颈细胞学报告系统比较

目前很多国家采用 TBS 系统，有的国家使用时略加修改，因此不同国家之间可能稍有差异。表 3-1、表 3-2 比较了澳大利亚和英国所用的 TBS 系统。

表 3-1 澳大利亚修订的 TBS 系统(AMBS-2004)与 TBS-2014 系统的比较

AMBS-2004	TBS-2014
鳞状细胞异常	
低度鳞状上皮内病变可能	ASC-US
低度鳞状上皮内病变	LSIL
高度鳞状上皮内病变可能	ASC-H
高度鳞状上皮内病变	HSIL
鳞状细胞癌	鳞状细胞癌
腺细胞异常	
鳞状细胞癌腺细胞异常非典型子宫颈管腺细胞,意义不明确	AEC
非典型腺细胞,意义不明确	AGC
高度腺体病变可能	AEC-FN
AIS	AIS
腺癌	腺癌

表 3-2 英国和 Bethesda 分类系统对比

英国报告术语	TBS-2014 报告术语
Inadequate:标本不充分	Unsatisfactory:标本不满意
Negative:阴性	Negative:阴性
交界性改变*	ASCUS,AGC
轻度核异质	LSIL
中度核异质	HSIL
重度核异质	HSIL
重度核异质,可疑浸润	癌
腺体肿瘤形成	AIS,腺癌

注:* HPV 感染性病变在英国属于交界性病变,而在 TBS 中属于 LSIL。

应用 TBS 宫颈细胞学报告系统的目的是提供一套全球统一的细胞病理学报告系统,不同实验室使用一致的检查结果命名系统,并可以在不同实验室和不同国家之间进行比较。在过去十多年,细胞病理学技术取得了许多重大进展,例如:液基细胞学、自动化标本制备、计算机辅助筛查、HPV 检测、细胞学结合 HPV 检测筛查等,宫颈癌筛查指南也做了很大修改。HPV 疫苗于 2006 年开始投入使用并被发达国家女性逐渐接受,将来宫颈癌及其癌前病变的发生率很可能会进一步降低：TBS 系统自 1988 年建立以来，已于 1991 年、2001 年被修订两次，2014 年又第三次修订，将来必定还会被重新评价和修订，以适应宫颈癌研究、治疗、预防和筛查新技术的进展。

第四章
HPV 疫苗与宫颈癌预防

第一节　HPV 疫苗的背景、原理及机制

1995 年，国家癌症研究机构（IARC）确认 HPV 是导致宫颈癌的主要病因。随后相关研究表明，99.7% 的宫颈癌样本中发现了高危型 HPV，证实了高危型 HPV 感染是导致宫颈癌的必要因素。在此基础上，科研人员致力于 HPV 疫苗的研发，通过成功地表达出 L1 蛋白抗原后，HPV 疫苗成为可能。

2006 年，四价 HPV 疫苗作为全球首个 HPV 疫苗先后在美国和加拿大获批上市。2007 年二价 HPV 疫苗在澳大利亚获得上市许可。2014 年九价 HPV 疫苗在美国上市。目前二价 HPV 疫苗和四价 HPV 疫苗已在全球超过 130 个国家和地区注册上市。2016 年、2017 年、2018 年进口二价 HPV 疫苗、四价 HPV 疫苗、九价 HPV 疫苗先后获得中国上市许可。2019 年年底，由厦门大学自主研发的国产二价 HPV 疫苗也已由我国国家食品药品监督管理局药品审评中心（CDE）获批上市。

HPV 疫苗的上市，对于宫颈癌综合防控起到了积极的作用，疫苗接种和筛查结合大大降低了宫颈癌的发生率。同时，HPV 疫苗的广泛接种，有效地弥补了筛查率低、筛查质量差，尤其是宫颈腺癌筛查检出率差等问题。

已上市疫苗都是基于 HPV 病毒样颗粒（VLP）为抗原的疫苗。通过基因重组的方法表达 HPV 的 L1 结构蛋白，经过纯化，在一定条件下使其自动组装为 VLP，辅以佐剂得到可用于预防 HPV 的 VLP 疫苗。VLP 近乎一个天然的病毒衣壳，保持病毒表面的抗原表位，抗原活性几乎与天然的病毒完全一致。由于 VLP 不含有病毒 DNA，所以不具感染性和致癌性，从而保障疫苗的安全性。

HPV 疫苗的保护机制来自动物研究的数据。由针对主要病毒外壳蛋白 L1 的多克隆中和抗体介导，疫苗临床试验显示，第三剂之后 4 周抗体滴度达到峰值，之后第一年内下降，18 个月后稳定在一个较高的滴度。疫苗接种后的血清学反应要比自然感染高很多

(取对数后高1~4倍),原因尚不清楚,但可能与疫苗注射要比黏膜感染能更好地靶向/激活淋巴结细胞有关,也可能与疫苗使用了佐剂有关。主要存在于骨髓的长寿命浆细胞不断产生IgG抗体,使HPV特异性抗体长期存在。接种疫苗后诱导的循环抗体通过主动IgG渗出的方式到达女性生殖道的感染部位。接种疫苗也可诱导记忆B细胞,但记忆B细胞对长期保护的作用仍不清楚。保护效力不仅取决于疫苗诱导的抗体数量,还取决于质量(亲和力)。第一剂次疫苗诱导的记忆B细胞反应至少需要4个月才能成熟、分化为高亲和力B细胞。这意味着,任何疫苗接种程序中,初免(第一剂次)和加强剂次(最后一剂)之间应至少间隔4个月的时间,这样才能有效激活记忆B细胞并分化为抗体分泌浆细胞。两剂次程序如果间隔时间较短时(初免-初免),可能不足以使这种亲和力达到成熟状态,进而导致保护效力的持续时间可能会更短。

第二节 预防性疫苗的种类及特点

根据疫苗功效的不同,可以将HPV疫苗分为3类。①预防HPV感染的预防性疫苗。②清除原有感染、治疗相关病变的治疗性疫苗。③将不同作用的疫苗联合使用或者将不同靶点融合以达到预防治疗功效的联合疫苗。

预防性疫苗主要是以HPV衣壳蛋白L1/L2为基础研制,可诱导机体产生特异性免疫反应,达到预防感染的目的,而治疗性疫苗则主要以HPV早期基因作为靶点,诱导机体产生特异性的细胞免疫反应,从而使原有感染和相关疾病消退。联合疫苗则期望兼具以上两种特点,这也是目前研究的热门之一。在全球范围内,目前只有预防性HPV疫苗研发成功。

目前在中国上市的4个预防性HPV疫苗都可针对高危型HPV,这些疫苗都需要尽可能在性活动前接种,即在第一次暴露于HPV感染前接种。4种疫苗都利用DNA重组技术,由纯化的L1结构蛋白制备,进口二价HPV疫苗采用粉纹夜蛾细胞昆虫杆状病毒表达系统生产,具有安全性好、容量高、表达效率高和表达产物具有高生物活性等诸多优越性;四价和九价HPV疫苗采用酵母菌作为载体,具有安全性好、遗传稳定、表达量高、外源基于不易丢失、发酵工艺成熟等优点;国产二价HPV疫苗以大肠埃希菌为载体,具有产量高、生长速度快、操作容易、成本低等优点。疫苗另一个非常重要的成分是佐剂,不同HPV疫苗使用的佐剂也不同,佐剂在疫苗中起增强抗原免疫原性的作用,四价与九价及国产二价HPV疫苗均使用传统的铝盐佐剂[四价和九价为非晶形羟基磷酸硫酸铝(AAHS),国产二价为氢氧化铝 $Al(OH)_3$],进口二价HPV疫苗使用的佐剂为创新型 ASO_4 专利佐剂,主要包含 $Al(OH)_3$ 与3-O-去酰基-4'-单鳞先脂A(MPL),其中MPL作为 Toll 样受体 4(TLR4)的激动剂,通过激活抗原递呈细胞(APC)上的 TLR_4,诱导机体产生更强的免疫应答。因此,在一项头对头的对照研究中,15 ~26 岁的女性接种 ASO_4 佐剂的二价 HPV 疫苗诱导产生的 HPV16、HPV18 的抗体几何平均滴度(GMT)是四价 HPV 疫苗的 3.7 与 7.3 倍。截至 2019 年 6 月 3 日,全球已经有 96 个国家和地区(49%)将 HPV 疫苗纳入国家免疫规划,部分国家免疫规划项目也针对男孩接种。

一、进口二价 HPV 疫苗

疫苗为肌内注射用悬浮液,含有纯化的 HPV16 和 HPV18 L1 蛋白。剂型为 1 剂次或 2 剂次瓶装,或预充式注射器包装。每剂 0.5 mL,含 20 μg HPV16 L1 蛋白和 20 μg HPV18 L1 蛋白,吸附到 500 μg 的专利 ASO4 佐剂系统:含氢氧化铝 50 μg,3-O-去酰基-4-单磷酸脂质 A(ASO4)。疫苗适用于 9 岁以上女性和男性,预防特定 HPV 型别相关的生殖器、外阴、阴道、肛门、宫颈癌前病变,以及宫颈癌和肛门癌。9 ~14 岁的男孩和女孩,可以按照 2 剂次程序接种(每剂 0.5 mL,0 和 5 ~13 个月接种)。如果接种首剂时的年龄≥15 岁,建议接种 3 剂次(每剂 0.5 mL,分别于 0、1、6 个月接种)。第二剂次可在首剂后 1 ~2.5 个月接种,第三剂次可在第一剂次后 5 ~12 个月接种。任何年龄段,如果第二剂次接种时间在首剂后 5 个月之内,那么应该继续接种第三剂次。目前尚未确定是否需要接种加强剂次。目前国内批准用于 9 ~45 岁女性,预防高危型 HPV16 和 HPV18 型所致的宫颈癌及其癌前病变,推荐按 0、1、6 个月三剂次接种。

二、四价 HPV 疫苗

疫苗为肌内注射用悬浮液,含 HPV6、HPV11、HPV16 和 HPV18 型纯化病毒 L1 蛋白。采用 1 剂次瓶装、预填充包装。每剂 0.5 mL,含 20 μg HPV6 L1 蛋白、40 μg HPV11 L1 蛋白、40 μg HPV16 L1 蛋白和 20 μg HPV18 L1 蛋白,吸附到 225 μg 无定形磷酸铝硫酸盐(AAHS)佐剂。疫苗适用于 9 岁以上男性和女性预防高危型 HPV 引起的宫颈、外阴、阴道、肛门和生殖器癌前病变和癌症,预防特定型别 HPV 相关的疣。9 ~13 岁的男孩和女孩,可以按照 2 剂次程序接种(每剂 0.5 mL,分别于 0 和 6 个月接种)。如果第二剂次疫苗在首剂后 6 个月内接种,则需要接种第三剂次。对于 14 岁以上的女孩和男孩,应按照 3 剂次程序接种(每剂 0.5 mL,分别于 0、2、6 个月接种)。第二剂次应在首剂后至少 1 个月接种,第 1 剂次应在第二剂次后至少 3 个月接种。不清楚是否需要加强剂次。目前国内批准用于 20 ~45 岁女性,预防高危型 HPV16 和 HPV18 型所致的宫颈癌及其癌前病变,推荐按 0、2、6 个月三剂次接种。

三、九价 HPV 疫苗

疫苗为肌内注射用悬浮液，含 9 个型别 HPV 纯化病毒 L1 蛋白(6、11、16、18、31、33、45、52 和 58)。单剂瓶装或预填充注射器包装。每剂 0.5 mL，含 30 μg HPV6 L1 蛋白、40 μg HPV11 L1 蛋白、60 μg HPV16 L1 蛋白、40 μg HPV18 L1 蛋白、20 μg HPV31 L1 蛋白、20 μg HPV33 L1 蛋白、20 μg HPV45 L1 蛋白、20 μg HPV52 L1 蛋白和 20 μg HPV58 L1 蛋白，吸附于 500 μg AAHS 佐剂。疫苗适用于 9 岁以上男性和女性，预防高危型 HPV 相关的宫颈、外阴、阴道和肛门癌前病变和癌症，HPV 特定型相关的肛门生殖器疣。9～14 岁的男孩和女孩，可以按照 2 剂次程序接种(每剂 0.5 mL，分别于 0 和 5～13 个月内接种)。如果第二剂次疫苗在首剂后 5 个月内接种，则需要接种第三剂次。15 岁以上人群，应按照 3 剂次程序接种(每剂 0.5 mL，分别于 0、2、6 个月接种)。第二剂次应在首剂后至少 1 个月接种，第三剂次应在第二剂次后至少 3 个月接种。不清楚是否需要加强剂次。目前国内有条件批准用于 16～26 岁女性，预防 HPV16/18/31/33/45/52/58 型所致的宫颈癌，以及 HPV6/11/16/18/31/33/45/52/58 所致的癌前病变或不典型病变，按 0、2、6 个月三剂次接种。

四、国产二价 HPV 疫苗

疫苗为肌内注射用悬浮液，含有纯化的 HPV16 和 HPV18 L1 蛋白。西林瓶包装。每剂 0.5 mL，含 40 μg HPV16 L1 蛋白和 20 μg HPV18 L1 蛋白，吸附到 208 氢氧化铝佐剂。国内批准疫苗适用于 9～45 岁女性，预防高危型 HPV16 和 HPV18 型所致的持续性感染、宫颈癌前病变和宫颈癌。9～45 岁的女性推荐接种 3 剂次(每剂 0.5 mL，分别于 0、1 和 6 个月接种)，第 2 剂可在第 1 剂之后的 1～2 个月接种，第 3 剂可在第 1 剂后的 5～8 个月接种。对 9～14 岁的女性也可以选择采用 0、6 个月分别接种 1 剂次(每剂 0.5 mL，间隔不小于 5 个月)的免疫程序。尚未确定是否需要加强免疫。中国上市的预防性 HPV 疫苗基本特征如表 4-1 所示。

HPV 疫苗应在 2～8 ℃储存，不能冻结，从冰箱取出后尽快完成接种。已证明进口二价疫苗在冰箱外 8～25 ℃存储时，稳定性可达 3 d，在 25～37 ℃存储时稳定性可达 1 d；四价疫苗稳定性研究表明，8～42 ℃存储时疫苗稳定性为 3 d；九价疫苗的数据表明，疫苗在 8～25 ℃存储时，稳定性为 3 d。

表4-1　中国上市的预防性 HPV 疫苗基本特征

项目	二价 HPV 疫苗（Cervarix）	四价 HPV 疫苗（Gardasil）	九价 HPV 疫苗（Gardasil9）	二价 HPV 疫苗（Cecolin）
生产企业	英国葛兰系史克公司	美国默沙东公司	美国默沙东公司	中国厦门万泰公司
上市时间	2007 年	2006 年	2014 年	2019 年
疫苗类型	HPV16/18 VLP，L1 衣壳	HPV6/11/16/18 VLP，L1 衣壳	HPV6/11/16/18/31/33/45/52/58 VLP，L1 衣壳	HFV16/18 VLP，L1 衣壳
抗原含量	HPV16 20 μg；HPV18 20 μg；	HPV6 20 μg；HPV11 40 μg；HPV16 40 μg；HPV18 20 μg；	HPV6 30 μg；HPV11 40 μg；HPV16 60 μg；HPV18 40 μg；HPV31 20 μg；HPV33 20 μg；HPV45 20 μg；HPV52 20 μg；HPV58 20 μg	HFV16 40 μg；HPV18 20 μg；
表达系统	重组杆状病毒	重组酿酒酵母	重组酿酒酵母	重组大肠埃希菌
佐剂	ASO4 佐剂系统	无定形羟基磷酸硫酸铝	无定形羟基磷酸硫酸铝	氢氧化铝
接种程序	0、1、6 个月和 0、2、6 个月	0、1、6 个月和 0、2、6 个月	0、1、6 个月和 0、2、6 个月	0、1、6 个月和 0、2、6 个月

第三节　HPV 疫苗人群干预效果

一、HPV 疫苗的保护效力—国内临床研究数据

自 2008 年以来，我国陆续开展并完成了二价、四价和二价 HPV 疫苗的三期临床研究，九价 HPV 疫苗于 2018 年 4 月 28 日在中国有条件获批上市后，陆续启动各期临床研

究，目前正在进行中。

二价 HPV 疫苗在中国人群Ⅲ期临床试验研究结果显示，6051 名 18～25 岁中国女性（疫苗组 $N=3026$，安慰剂组 $N=3025$）在 0、1、6 个月完成 3 剂接种，随访到 72 个月时，在符合方案效力人群中对 HPV16/18 相关的 6 个月持续性感染和（或）CINⅠ$^+$、CINⅡ$^+$的保护率分别是 97.1% 和 87.3%，在总接种人群阴性人群中对 HPV16/18 相关的 CINⅡ$^+$的保护率为 100%，在感染其他高危型（非 HPV16/18 型）人群中对 HPV16/18 相关的 6 个月和 12 个月持续性感染的保护率均为 100%。同时研究还发现疫苗对 HPV31/33/45 有明显的交叉保护作用，对 HPV31/33/45 相关 6 个月持续性感染和 CINⅡ$^+$的保护率分别为 51.5% 和 74.9%，对 HPV31 相关的 CINⅠ$^+$的保护率达到 100%。

四价 HPV 疫苗在中国人群的Ⅲ期临床试验研究中共纳入 3006 名 20～45 岁受试者，疫苗组和安慰剂对照组各 1503 名，随访至第 78 个月时发现在符合方案效力人群中，预防 HPV16 或 HPV18 相关的 CINⅡ、CINⅢ，原位腺癌和宫颈癌的保护效力为 100% [95% *CI*(32.3%，100%)]，但未证实对低位 HPV6/11 型相关疾病的保护效果。

二价 HPV 疫苗（Cecolin）的Ⅲ期临床试验研究中共纳入 7273 名 18～45 岁女性，在随访至 42 个月时，在符合方案的人群中，对 HPV16 和 HPV18 相关的 CINⅠ/Ⅱ/Ⅲ、AIS 和宫颈癌的保护效力为 100% [95% *CI*(55.7%，100%)]，预防 HPV16 和 HPV18 相关的 6 个月和 12 个月持续性感染的保护效力分别为 97.7% 和 95.3%。

总体上讲，预防性 HPV 疫苗有很好的耐受性、高度的免疫原性，能够诱导高的抗体滴度，可以有效降低持续性 HPV 感染和 HPV 相关临床疾病。疫苗对那些从未感染过疫苗包含的 HPV 型别的女性作用显著，对先前感染过随后清除病毒的女性也有作用，但对那些目前正感染疫苗包含的 HPV 型别的女性作用有限。

二、交叉保护

关于 HPV 疫苗交叉保护的原理，目前尚不明确。交叉保护效果可能与多种因素相关，例如不同高危型 HPV 的基因相似性、疫苗成分（包括抗原和佐剂）诱导的高水平体液和细胞免疫应答相关，另外交叉保护效果的数据也与研究开展地区的 HPV 流行情况，以及人群特征相关。在临床研究和真实世界使用中，观察到二价和四价 HPV 疫苗对 HPV16 和 HPV18 以外的一些高危 HPV 型提供了一定程度的交叉保护，特别是 HPV31、HPV33 和 HPV45 型，九价及国产二价 HPV 疫苗是否对非疫苗型提供交叉保护及程度不清。

一个系统综述（二价研究 2 个、四价研究 7 个）评估了免疫规划前后除 HPV16 和 HPV18 以外的高危型感染率的变化。结果发现，对 HPV31 有交叉保护[感染率比 = 0.73，95% *CI*(0.58%，0.92%)]，但对 HPV33 和 HPV45[患病率比分别为 1.04，95% *CI*

(0.78%,1.38%);0.96,95% CI(0.75%,1.23%)],几乎没有交叉保护的证据。另一项发表在《柳叶刀》上的系统综述(二价研究3个、四价研究2个),进一步区分了两种疫苗的交叉保护效果,研究发现二价HPV疫苗对HPV31/33/HPV45的交叉保护作用比较明确,对HPV31/33/45型相关CINⅡ$^+$的保护效果分别为89.4%、82.3%和100%,而四价HPV疫苗仅对HPV31相关的CINⅡ$^+$具有保护效果,为70%,见表4-2。

表4-2 两种疫苗交叉保护效力的综合评价与meta分析

	持续感染			CINⅡ+*		
	二价HPV	四价HPV	P	二价HPV	四价HPV	P
HPV31	77.1%(67.2%,84.4%)	46.2%(15.3%,66.4%)	0.003	89.4%(65.5%,97.9%)	70.0%(32.1%,88.2%)	NA+
HPV33	43.1%(19.3%,60.2%)	28.7%(-45.1%,65.8%)	NA	82.3%(53.4%,94.7%)	24.0%(-71.2%,67.2)	0.02
HFV45	79.0%(61.3%,89.4)	7.8%(-67.0%,49.3%)	0.003	100%(41.7%,100%)	-51.9%(-1717.8%,82.6%)	0.04

注:NA表示无显著性差异。*为非头对头研究。

第四节 我国HPV疫苗应用现状及前景

一、现状

HPV疫苗接种结合宫颈癌筛查,是目前防控宫颈癌的最佳策略。很多发达国家,如美国、英国、澳大利亚等通过筛查,使宫颈癌发病率大幅度下降。我国成规模的筛查开始于2009年,与发达国家相比,当前筛查人群覆盖率仍处于较低水平。尽管我国在宫颈癌防控上做出了大量努力,近10年来在宫颈癌筛查上投入了大量财政经费,然而,国家癌症中心的肿瘤监测数据显示,中国的宫颈癌发病率正以年均10.2%的增速迅速增长。因此,仅靠当前的筛查防控力度还不够,提高HPV疫苗接种率对我国防控宫颈癌具有重要的作用。

HPV疫苗作为预防宫颈癌最直接、有效的手段,我国国家食品药品监督管理局药品审评中心先后于2016年7月、2017年5月、2018年4月和2019年12月批准进口二价、四价、九价和国产二价 HPV 疫苗上市。在我国获批的 HPV 疫苗适用年龄中，进口和国产二价 HPV 疫苗的年龄适用范围最广，为 9～45 岁女性，四价 HPV 疫苗的年龄适用范围是 20～45 岁女性，九价 HPV 疫苗的年龄适用范围是 16～26 岁女性。所有 HPV 疫苗均为自愿、自费接种，由公众根据年龄及需求选择适合自己的疫苗。另一方面，我国也在积极加速研发国产 HPV 疫苗，国家食品药品监督管理总局药物临床试验登记与信息公示平台显示，国产疫苗也都是基于 HPV VLP 为抗原，表达系统包括大肠埃希菌、汉逊酵母、毕赤酵母等，包括 16/18 型二价疫苗、16/18/58 型三价疫苗、6/11/16/18 型四价疫苗、+16/18/52/58 型四价疫苗、6/11/16/18/31/33/45/52/58 型九价疫苗、6/11/16/18/31/33/45/52/58/59/68 型 11 价疫苗等。截至 2020 年 2 月底，1 家企业完成Ⅲ期临床试验，2 家企业正在开展Ⅲ期临床试验，2 家企业开展免疫桥接研究，4 家企业开展Ⅱ期临床试验，3 家企业开展Ⅰ期临床试验，1 家企业获得临床研究批件。

中国食品药品检定研究院统计数据显示，自 HPV 疫苗获批以来至 2019 年底，我国 HPV 疫苗签发量约 1700 万支。根据全国第六次人口普查数据，9～45 岁适龄女性人口约为 3.81 亿人，即使所有批签发 HPV 疫苗全部接种完，整体接种率也不到 1.5%，考虑到库存原因，实际接种率会更低。

就目前情况来看，HPV 疫苗在我国的应用主要存在以下问题。

一是相关机构职能缺失。宫颈癌进入公众视野是在 2016 年 HPV 疫苗上市以后，在此之前，很少有人关注宫颈癌的防控。疾控中心作为开展传染病、慢性病防控的主要职能部门，往往关注的是各类法定急慢性传染病和慢性非传染性疾病，如艾滋病、结核、肝炎、麻疹，以及糖尿病、高血压、冠心病等，没有设立专门负责宫颈癌防控的相关部门和科室，日常健康教育、健康科普和健康促进等工作也很少涉及宫颈癌防控。妇幼保健院作为宫颈癌防控的另一个职能部门，虽然负责辖区的妇女保健工作，但是往往承担的是宫颈癌的二级防控，服务对象主要是前来就诊的患者，牵头开展的一些项目，如宫颈癌筛查，也是碎片化和零星化，难以取得实效。此外，HPV 疫苗企业也在我国宫颈癌防控工作起到了一定的作用，主要是针对医务人员的宫颈癌防控学术推广，如支持学术会议、组织专题讨论等形式，提升了医务人员的学术水平，但是如何引导这些医务人员进一步将知识传递给广大公众，企业往往力不从心。

二是青少年及其家长对 HPV 疫苗认知较低、相关知识匮乏。主要表现在以下 3 个方面。

(1)接种意愿低：HPV 疫苗接种意愿与对 HPV 疫苗的认知相关，青少年女性的接种率较低的首要原因是青少年及其家长对 HPV 疫苗的认知程度较低。调查显示，中学生及家长和大学生对 HPV 疫苗的认知较低，相关知识缺乏，我国学者 2018 年发表的文献结果显示，仅 15.5% 的初中生听说过 HPV，18.9% 听说过 HPV 疫苗；但初中生接种疫苗的意愿较高，结果显示 66.9% 的初中生未来愿意接种 HPV 疫苗。2018 年另一个发表的研究显示,41.3%的成都中学生家长听说过 HPV,43.2%的学生家长听说过 HPV 疫苗,虽然学生自身接种意愿较高,但是家长让女儿接种的意愿却较低,数据显示 26.7%~36.7%的家长愿意孩子接种 HPV 疫苗。家长的认知程度越高,孩子接种疫苗的意愿就越高。研究发现高收入、自身接种过 HPV 疫苗、咨询过 HPV 疫苗信息是家长认知的促进因素,有恶性肿瘤家族史、知晓 HPV 和 HPV 疫苗的家长更愿意让学生接种 HPV 疫苗。对 HPV 疫苗及其相关疾病知识认知不足是家长犹豫接种疫苗的主要原因,如有些家长认为学生年龄小,还未发生性行为,没有患 HPV 相关疾病的风险,接种疫苗可能会诱导更多不安全性行为的发生等。

(2)青少年女生接种率低:由于目前上市的 HPV 疫苗均为预防性疫苗,在未感染或者未发生性行为的女性中接种 HPV 疫苗将获得最佳预防效果。然而,调查显示我国实际接种的对象主要为 25 岁以上女性,在真正最需要接种 HPV 疫苗,并且效果也是最佳的未成年女性的接种率几乎可以忽略不计。因为 25 岁以上女性往往比较关注自身健康问题,并且也有经济能力和自我接种决策权,而青少年女生往往专注于自身学业,并且接种决策权往往取决于家长的意愿。

(3)追捧高价数 HPV 疫苗问题:目前公众普遍认为,疫苗价数越高越好,预防宫颈癌的效果九价>四价>二价。因此,我国九价 HPV 疫苗经常出现供货不足甚至断货的情况,而四价,尤其是二价 HPV 疫苗虽然市场供货充足,但却无人问津。而公众在等待九价 HPV 疫苗的过程中,不仅伴随着感染和病变的风险,而且也可能会错过最佳接种年龄。

三是 HPV 疫苗价格相对较高的问题。调查显示,我国 79%的妇女希望政府能够全部或者部分承担疫苗费用。与传统疫苗几块钱甚至几十块的价格相比,HPV 疫苗动辄上千元甚至数千元的价格,无疑会成为影响疫苗接种率的巨大阻碍。

二、解决方案

(一)整合职能部门,协调多方合作

自改革开放以来,我国宫颈癌发病率和病死率逐年增加,并有年轻化的趋势,宫颈癌已经成为当前严重威胁女性健康的重要公共卫生问题。当务之急,是要更新国家宫颈癌控制策略,将宫颈癌防控纳入现有的疾控防控体系。国家应该宏观调控科学界、教委、疾控机构、癌症控制、性与生殖健康、疫苗供应企业等部门多方合作,建立联席会议机制,协调彼此的任务与职责,平衡不同利益相关者的期望及关注点的表达。同时,还应建立健全相应的考核指标,以促成各机构建立相应职能部门和科室,将宫颈癌各项防控工作落到实处。

(二)加强 HPV 疫苗科学宣传,引导公众合理需求

通过近年媒体等宣传,我国女性对 HPV 疫苗有了初步了解,但从现有现象来看,如青少年女性接种率低、追捧高价疫苗等,公众对 HPV 相关疾病和疫苗知识依旧匮乏,HPV 疫苗的科学宣传仍需要进一步加强。HPV 疫苗接种的目标人群不同于通常的国家免疫规划的目标人群,在宣传动员和信息传播等方面需要多个利益相关方参与。将 HPV 疫苗知识健康教育,与现有的计对青少年的各种项目和行动,如基于学校和社区的性和生殖健康的教育项目、营养与饮食、控烟及 HIV/AIDS 预防等结合,更有针对性和可操作性。

研究表明,妇女更倾向于信任从医护途径得到的信息。因此,针对医护人员开展有关 HPV、宫颈癌及其他 HPV 相关癌症和疾病的公共卫生教育及交流项目十分有益。在此基础上,医护人员可以进一步提供内容全面、信息丰富的关于 HPV、宫颈癌及其他 HPV 相关肿瘤和疾患的公众教育和传播计划。

针对公众的健康教育要通俗易懂,要针对公众的期望并解释他们所关注的问题,引导公众合理需求。例如,针对青少年接种率低的情况,应主动阐述 HPV 疫苗接种对于青少年女生的必要性和益处,年轻人接种保护效果好,免疫原性高,世界上将 HPV 纳入国家免疫规划的国家和地区主要针对的也都是青少年女生,说明青少年女生接种 HPV 疫苗具有最佳的成本效益。针对民众追捧高价 HPV 疫苗的情况,可以告知,目前 3 种 HPV 疫苗在预防宫颈癌方面具有相似的效力,从公共卫生角度来看,二价、四价和九价 HPV 疫苗的免疫原性、预防宫颈癌的效力和效果具有可比性,所有疫苗都不能保证 100% 的保护效果,接种疫苗之后到了指定年龄仍然需要筛查,接种任何一种疫苗,加上筛查,都可以取得近乎完美的保护效果,这也是目前防控宫颈癌最佳的策略。与其纠结、等待高价 HPV 疫苗而错过最佳接种年龄,不如尽早接种现有的 HPV 疫苗,早接种、早保护。

(三)多方筹措资金,提高适龄人群接种覆盖率

筹措 HPV 疫苗资金不应影响或分流维持宫颈癌筛查项目的资金,政府可以通过价格谈判、集中采购等方式,推动 HPV 疫苗供应企业合理制定价格,探索多种渠道保障贫困地区适龄人群接种。在全球梯度定价的基础上,我国可以尝试形成政府、医疗保险和个人三方分摊机制,对不同收入的人群采用不同比例的医疗补助方案。例如,对偏远地区实行政策扶持,国家承担 HPV 疫苗全部费用;对高危重点保护人群实行高额费用补贴甚至费用全免方案;对高中低收入阶层形成由低到高国家财政梯度比例补贴支付体系。继续鼓励企业开发安全、有效、优质并且低价的 HPV 疫苗,逐步使 HPV 疫苗成为一个普通百姓可以承受的健康产品,使人民早接种、早获益。随着 HPV 疫苗的普及和应用,以及国民经济的发展,最后将 HPV 疫苗纳入国家免疫规划项目。

目前的证据支持 9 ~ 14 岁采用 2 剂次程序,一项系统综述表明,9 ~ 14 岁女童接种

2 剂次 HPV 疫苗时，其免疫原性不劣于 15～24 岁女性接种 3 剂次。WHO 和美国免疫实施咨询委员会(ACIP)均建议，15 岁之前的女孩采用 2 剂次的 HPV 疫苗接种方案。2 剂次程序节约成本，在资金和疫苗有限的情况下，可以让更多的适龄人群接种。目前我国除了国产二价 HPV 外，3 种在全球广泛应用的进口疫苗均未获批两针次程序，基于此，建议在我国应尽快推行 15 岁以下女孩采用 2 剂次的接种程序，可直接降低一个完整的接种程序产生的费用，从而进一步提高 HPV 疫苗的接种覆盖率。

三、前景

宫颈癌是目前唯一病因明确、唯一可以早期预防和治疗并有望彻底根除的癌症，2018 年 5 月 19 日，WHO 总干事 Tedros Adhanom Ghebreyesus 博士提出全球消除宫颈癌计划，呼吁全球所有的国家、组织、企业和个人采取行动，争取在 20 世纪末，使全球宫颈癌发病率下降到 4/10 万以下。2019 年初，WHO 进一步提出了消除宫颈癌 2030 年目标，即使 90% 的 15 岁女孩接种 HPV 疫苗，70% 的 35～45 岁妇女接受有效筛查，90% 的筛查异常妇女得到有效管理。

我国宫颈癌防控工作虽然起步较晚，但是发展迅速。2019 年 9 月，《柳叶刀-公共卫生》发表了一项由国家癌症中心/中国医学科学院肿瘤医院赵芳辉教授团队进行的宫颈癌防控策略模型模拟研究。该研究显示，仅凭中国当前的筛查防控策略，到 2100 年，中国宫颈癌年龄标化发病率预计将增加到 2015 年的 3 倍，无法实现 WHO 全球消除宫颈癌的目标。然而，在不增加当前宫颈癌防控预算的情况下，中国从 2020 年开始采用优化的防控策略(即给 95% 的 12 岁女孩接种两剂进口二价 HPV 疫苗，并扩大 45 岁女性终生一次宫颈癌筛查的覆盖人群，使城市地区覆盖率达到 90%，农村地区覆盖率达到 33%)，中国城市地区预计到 2072 年[95% *CI*(2070 年，2074 年)]、农村地区预计到 2074 年[95% *CI*(2072 年，2076 年)]能实现消除宫颈癌的目标。如果，从 2020 年开始，宫颈癌防控预算增加一倍并采用优化的防控策略，中国城市和农村地区预计分别到 2063 年[95% *CI*(2059 年，2066 年)]和 2069 年[95% *CI*(2066 年，2071 年)]能消除宫颈癌。如果进一步增加宫颈癌防控预算(城市增加为当前 2.55 倍；农村增加为当前 3.05 倍)，在采用优化防控策略的情况下，中国消除宫颈癌的目标有望在 2050 年末提前实现。结合 HPV 疫苗接种和宫颈癌筛查的优化策略，不仅能使中国在宫颈癌发病率快速增加的背景下实现消除宫颈癌的目标，更重要的是能在 2020—2100 年使数百万中国女性免于患宫颈癌。

HPV 疫苗是预防宫颈癌最直接有效的手段，也是人类战胜癌症历程中迈出的最精彩的一步。目前，我国上市的 4 种预防性 HPV 疫苗，均具有良好的免疫原性和免疫效力，因上市时间较短，公众认知有限，所以适龄人群接种率不是很高，但从历史上看，新疫苗往往需要 15～20 年才能被发展中国家接受并广泛使用。随着中国经济的飞速发展，公众的健康意识也在飞速觉醒，这一时间也会大大缩短，将 HPV 疫苗纳入国家免疫规划也只是时间问题。另外，随着 HPV 免疫机制研究的不断深入，基因工程技术和工艺设计水平不断成熟完善，在不久的将来，更多高效价廉的 HPV 疫苗(包括治疗性的 HPV 疫苗)会陆续开发上市，必将为全球消除乃至消灭宫颈癌提供更多助力。

第五节 宫颈癌的预防

一、宫颈癌的一级预防

我们知道，肿瘤的一级预防即病因学预防，就宫颈癌的病因来讲，特异型别的"致瘤型"HPV 持续感染是导致宫颈癌的直接病因，而描述性流行病学研究发现的一些危险因素起着协同作用。子宫颈浸润癌的危险因素包括：①患者年龄；②居住在特定地理区域，如撒哈拉以南的非洲地区；③社会经济地位较低；④缺少细胞学筛查；⑤首次性行为年龄过早；⑥有多个性伴侣；⑦女性的性伴侣有多个性伴侣；⑧有性传播疾病史，尤其是尖锐湿疣、单纯疱疹病毒和沙眼衣原体感染；⑨多产；⑩其他：吸烟，使用口服避孕药，任何原因引起的免疫抑制包括 HIV、营养状况、遗传背景。

特异型别 HPV 导致人类宫颈癌的证据如下。①充分的流行病学证据确定具有人致癌性：HPV16、HPV18。②有信服的证据(大多数是病例—对照研究)证明具有人致癌性：HPV31、HPV33、HPV35、HPV39、HPV45、HPV51、HPV52、HPV56、HPV58、HPV59、HPV66。③数据未显示有令人信服的关联：HPV26、HPV68、HPV73、HPV82。所以，宫颈癌一级预防的主要任务还是控制 HPV 的感染，消除协同因素。

那么，宫颈癌的一级预防到底应该如何做呢？我们已经知道，HPV 得以传播，离不开 3 个基本元素，即传染源、传播途径及易感人群，我们将 3 个元素控制住了，宫颈癌就会远离人类了。但实际工作中，可能会在认识及执行层面上存在一些问题，我们一一剖析如下。

1. 禁欲

最早认识宫颈癌可能是继发于性生活传播疾病的是一位意大利的内科医师(1842)，这位医师观察到只有已婚女性和妓女死于宫颈癌，而终生禁欲的修女很少得这种癌症。处女没有罹患宫颈癌的事实也说明，如果没有性交，则 HPV 很少会感染子宫颈，因为 HPV 很容易通过外生殖器的接触传播至阴道口和外生殖器，这个观察性的研究得到很多学者的支持和验证。比如，从 20% 的处女的外阴取样中检测到了 HPV DNA，但在这些女性的子宫颈取样中却未检测到任何 HPV。由此说明,HPV 感染子宫颈最有可能是需要子宫颈对病毒直接暴露。

如此看来,最明确的预防宫颈癌和其他 HPV 诱发的下生殖道肿瘤发生的措施是终生禁欲。但是,对于大多数人来讲,终生禁欲并不是一个可行的选择。那么,可供选择的、改良式的做法有哪些呢? 可以这样选择:① 20 岁以前禁欲。②拒绝婚姻以外的性关系。③消除不良习俗,如不早婚、不多育。

笔者以前做健康宣教,总是提到一句话,古人曰:“病从口入。”是因为在人类历史的长河中,很多疾病都与“吃”有关,病源来自于“口”。在现代文明社会,这种通过消化道传播的疾病大大减少,但随着性开放,生殖道这个“口”的开放,不仅仅使传播疾病发病率上升,更可怕的是一些灾难性疾病的到来或增加,比如,HIV 相关的艾滋病(AIDS)、与 HR-HPV 相关的宫颈癌。所以,管好自己的“口”,防止病从“口”入,从我做起,从现在做起。

有人会提出,肿瘤专家提倡 20 岁以前禁欲,但我国法定结婚年龄女性是 20 岁,这两者不是矛盾?笔者是这样理解的,从病理生理来讲,20 岁以后开始性生活,是有其理论基础的,一是心理上达到相对成熟的状态,二是性器官的发育成熟,为日后的妊娠做好了准备。最重要的是,相比较青春期的宫颈转化区,20 岁时相对成熟,对性生活(当然可能是不洁的性生活)所带来的不良病原的刺激有足够的抵抗能力,不容易发生不良转化。《中华人民共和国婚姻法》中规定:结婚年龄,男不得早于 22 周岁,女不得早于 20 周岁。请大家注意,这是法定最小结婚年龄,而且,后面还有一句话:晚婚晚育应予鼓励。同时,对晚婚定义为:男 25 周岁,女 23 周岁。此外,一个大国的法定结婚年龄的制定,受许多因素的制约,不可能只考虑对某一个方面的影响。所以,笔者想说,肿瘤专家讲的是提倡,政府层面讲的是政策,不可以相提并论。

2. 使用安全套(避孕套)

从阻止传染病发生的角度来分析,我们阻断其传播途径,理论上就有可能阻止 HPV 的传播,进而阻止宫颈癌的发生。可实际上,一是很多人不相信,一个小小的安全套能阻止 HPV 受侵;一是即使了解了,很多人也不以为然,总是抱着侥幸的心理。下面我们一起来了解一下安全套。

第一个问题:避孕套有什么作用?

(1)正确使用避孕套可使感染艾滋病的概率降低 99.9%,感染淋病的概率降低 85%。

(2)局部加厚的物理延时避孕套可以延长性交时间,对于早泄的男子延长性交时间 20% 以上;女性达到性高潮所需的时间比男性长,使女性的性感得到满足。

(3)有些女性体内存在抗精子抗体,性交后精子进入宫颈,与宫颈黏液中的抗精子抗体结合。结合后精子凝集或者制动,无法继续游走进入子宫内部,因此不孕女性使用避孕套3个月至半年,让女性暂时与精液断绝接触,使其体内的抗精子抗体滴度下降,这样停用避孕套后就可能在短期内妊娠。

(4)有些女性性交后出现外阴瘙痒、水肿,伴有胸闷、呼吸急促甚至荨麻疹样症状,避孕套阻止了精液接触,可解除精液过敏。

(5)避孕套有不同的造型、颜色、口味、材质及尺寸,使性爱更有趣。

(6)避孕套提供女性更安全的保护,阻断包皮垢与子宫颈的接触,降低患宫颈癌的概率。

(7)避孕套可以预防异位妊娠(宫外孕)。避孕套能阻止精子进入阴道,所以不会妊娠,也就不会发生宫外孕。患有输卵管炎、输卵管发育不良或畸形、子宫内膜异位症、子宫发育不良等容易引起宫外孕的妇女,采用避孕套避孕比节育环好。

(8)妊娠晚期使用避孕套,可预防宫内感染及由此引起的早产或新生儿死亡。

第二个问题:安全套到底起什么作用?物理屏障可以解决所有问题吗?

事实上,传统避孕套有安全缺陷。传统天然乳胶避孕套在有效避孕的同时,虽然对病毒有一定阻隔作用,但绝不能有效预防病毒。避孕套可以安全避孕,但预防病毒并不保险。市场上的避孕套产品使用的材料主要是天然乳胶,其自然裂缝为5000~70 000 nm,足以预防直径为5000 nm的人类精子头部,但HIV的直径为90~130 nm,HPV直径为45~55 nm,乙肝病毒中大球形颗粒直径为42 nm,各种病毒的体积远小于天然乳胶的自然裂缝,即便是正确使用避孕套,还是有可能感染性传播疾病。

所以,避孕套有一定的阻断传播途径的作用,但不是绝对保险。同样的道理,使用避孕套不能完全阻断HIV的性传播途径,但其作用不可否认,我们不能因其不能解决全部的问题,就选择否认或者放弃。

3. 提高易感人群抵抗力

提高易感人群的抵抗力的有效途径是接种HPV疫苗,但不是唯一途径。我们前面提到的,与宫颈癌发生相关的一些协同因素,也是需要干预的。有关的建议,WHO早就给了我们很好的建议。

(1)应推迟首次性生活的时间。过早开始性生活更容易感染HPV。一次性生活就可能让年轻女性感染HPV,年龄越小,感染的机会越大。

(2)应推迟首产时间。妊娠时产生的激素可能会增加患宫颈癌的危险。

(3)应减少妊娠次数。有5个或5个以上孩子的妇女患宫颈癌的危险性会增加。

(4)应减少性伴侣数量。性伴越多,感染性传播疾病的危险越大,患宫颈癌的危险就越大。

(5)避免与有多性伴的人发生性关系。如果男性有多个性伴或者曾经有过多个性伴,那么与其发生性关系的女性患宫颈癌的危险将增高。

(6)使用避孕套。避孕套可以减少性传播疾病的感染,减少患宫颈癌的危险。

(7)不吸烟。吸烟的妇女几乎患所有癌症的危险性均较高,包括宫颈癌。

(8)如果有性传播疾病的症状或者怀疑有暴露于性传播疾病的危险时,应该立即就医。

(9)超过25岁的妇女就应该参加筛查。几乎所有有性生活的妇女都有暴露于HPV感染的危险。筛查可以检出早期病变,使其在发展成为宫颈癌之前得到治疗。

(10)对男性的特别建议:减少性伴数,坚持使用避孕套(尤其是与新的性伴发生关系时)。

二、宫颈癌的二级预防

2019年WHO提出了2030年宫颈癌全球战略计划,这个计划包括三方面的内容,即宫颈癌的预防、有效的筛查和治疗癌前病变、早期癌症诊断和侵袭性癌症管理规划。计划达到以下目标。

(1)女童HPV疫苗接种覆盖率达90%(15岁前)。

(2)70%的筛查覆盖率(70%的女性在35岁和45岁时接受了高性能的筛查)和90%的癌前病变治疗率。

(3)管理90%的侵袭性癌症病例。其中,对宫颈癌前病变及早期癌的筛查及正确的处理,控制初发疾病的进展,实现对宫颈癌的“早发现、早诊断、早治疗”,即宫颈癌的二级预防。

我们知道,宫颈癌的发生发展是由量变到质变的过程,会经历较长的癌前病变时期,从高危型HPV持续感染到发生宫颈上皮内瘤变再进展为宫颈癌大约需10年甚至更长时间,因此,有相当长的时间进行干预或加以阻断,可以阻止或减缓相关癌症的发展,为宫颈癌及癌前病变的筛查提供有利时机。

根据我国医疗现状,如果在宫颈癌早期发现并予以阻断,花费较少就能治愈癌症;如果到中晚期才发现,患者要经历手术、化疗、放疗等多种综合治疗手段,花费大而收益小,会造成社会资源的大量消耗。“三早”是降低宫颈癌病死率,提高患者生存率及生存质量,减轻社会经济负担的最有效策略。

第五章
宫颈癌前病变

第一节　宫颈癌前病变检查:阴道镜的使用

脱落细胞学检查、人乳头瘤病毒(HPV)分子生物学检测以及阴道镜都是检测宫颈上皮内瘤变(CIN)非常重要的辅助诊断手段。脱落细胞学检查中发现的细胞改变或 HPV 阳性,提示临床医师可能存在宫颈上皮从正常向异常转化。阴道镜通过放大和光源投照使医师可以定位这些变化。

在这一节中,我们将讨论阴道镜的组织学基础和阴道镜检查。

一、阴道镜的组织学基础

正确解读正常组织和癌前组织的阴道镜下表现,需要具备宫颈上皮及其间质内所发生的组织病理学变化的知识。对于检查者来说,重要的是善于观察肉眼所见的活组织,并推断经固定或染色的组织标本在显微镜下所呈现的图像。

阴道镜下所见是多种因素的总和。这些因素包括:①上皮的结构及其厚度和形成中可能的差异。②皮下间质的构成。③组织的表面轮廓或构型。

因此,通过阴道镜所看到的图像是基于这三种形态学特点相互作用的结果。上皮充当滤镜,反射光和入射光必须通过上皮以形成最终的阴道镜图像。上皮是无色的,而间质因包含血管而带有红色。间质的红色通过上皮传回给检查者,它会随上皮的不同特征而发生改变。

如图 5-1 所示,当光穿过正常上皮时,它将被改变,这取决于上皮的形态特征。上皮的厚度、结构和密度都会使透过的光发生改变。皮下间质层反射光使正常上皮呈粉红色外观。图 5-2 所示上皮为异常(不典型)上皮,厚度增加且结构改变,导致反射光通过组织呈现不透明的外观,特别是在醋酸处理之后尤为明显。

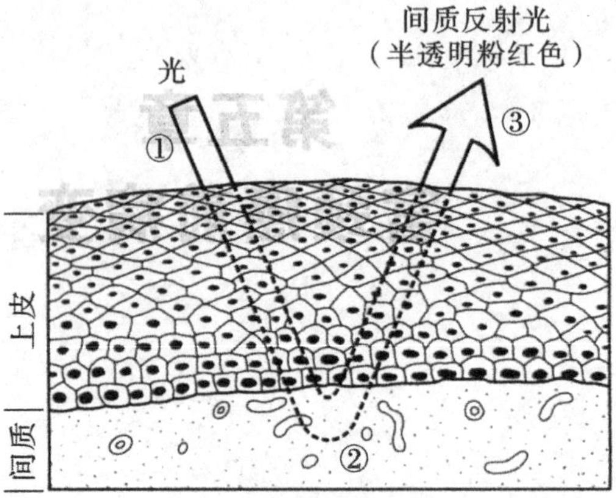

图 5-1　正常上皮

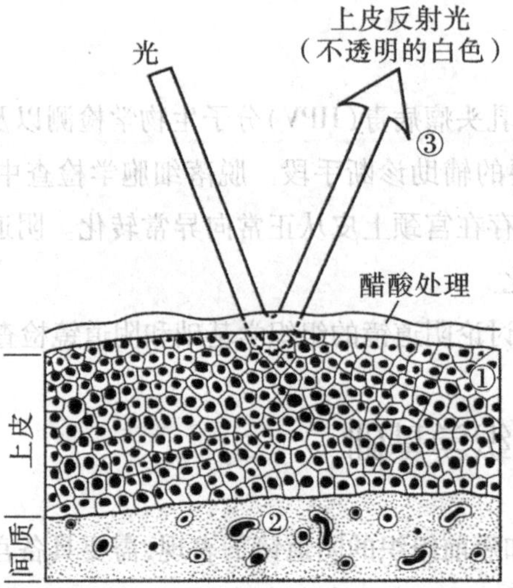

图 5-2　异常（不典型）上皮（宫颈上皮内瘤变）

（一）上皮的作用

如上所述，不同种类的上皮通过阴道镜观察会有不同的外形特征。生育年龄的正常宫颈鳞状上皮富含糖原，厚且多层，滤光性强，在阴道镜下呈粉红至浅红色。柱状上皮薄，含黏液且高度透明，在阴道镜下呈深红色。柱状上皮中形成新的鳞状上皮的区域称为转化区，在转化区的范围内有处在各种不同转化阶段的化生上皮。它们可能比正常的鳞状上皮薄，缺乏糖原，呈浅红色。在未成熟的化生鳞状上皮中会有一些快速再生的上皮，它们可能不透明。异常上皮包括宫颈上皮内瘤变阶段，其中一些将成为癌前病变。有别于正常上皮，异常上皮内核质比增高，呈不透明的外观，有时被描述为深红夹杂着白色退变的污灰色。

绝经后或青春期的鳞状上皮比正常上皮更薄且缺乏糖原。间质供血减少,阴道镜下所见呈淡红色的特征。

(二)间质的作用

当间质发生炎症时,在阴道镜下看到的上皮外观也可能会发生改变。根据炎症的不同程度,上皮会呈灰白色或黄色。

(三)表面轮廓或结构的作用

这是由表层形状和上皮层厚度的变异决定的。表层形状可以是光滑的或呈乳头状。例如,阴道镜下柱状上皮表现为葡萄状的绒毛,聚集时形成所谓的柱状上皮异位。

血管结构同样也会在表层变得明显,这点我们会在后面讨论。毛细血管可能会在上皮中出现,在白色或不透明的背景上以红点的形式呈现,在间质乳头隆起中形成点状或网状结构,隔开上皮使其形成分割区域,即所谓的镶嵌状上皮。

阴道镜下也可发现表面上皮的白斑(肉眼也可看到)。这种黏膜白斑是由一层黏稠的角蛋白覆盖到组织学上正常或异常的上皮表面形成的。

如上所述,上皮成熟的不同程度、各种表面轮廓的改变以及血管结构的差异相互结合,从而形成正常和异常上皮各种不同的外观。没有一个单一的病症的外观,尤其对于异常上皮而言,因此,允许采用分级系统来评价这些变化,这在管理方面有助于辨别轻微病变或严重病变前者伴极少的瘤变潜质,即使有这样的潜质,最终演变为浸润性病变也在多年以后。后者伴有高度恶性瘤变潜质。

二、阴道镜检查

(一)阴道镜

阴道镜是一种提供光源和放大作用的显微镜,可使宫颈视图放大 6 ~ 40 倍。

阴道镜镜头的焦距为 200 ~ 300 mm,这可为检查者建立一个舒适的工作距离。偶尔,这一距离可以很近,即 125 mm,这主要用于生理盐水法的阴道镜检查,一种展示上皮内血管结构的技术。

阴道镜有两个目镜且目镜的放大范围为 6 ~ 12 倍。阴道镜包含一些附件,主流的仪器都配有摆动结构、聚焦器、双目镜和用于固定或安装摄像设备的侧臂。

另一种有时会用到的附件是绿色滤片,可将滤光片插入阴道镜光源和物镜之间使用,帮助吸收红光,使血管变得更暗并呈黑色,该附件通常在进行生理盐水涂抹检测时使用。

(二)阴道镜检查

通常患者需要在专用座椅上以改良截石位行阴道镜检查。座椅主要采用脚跟托板,有时也会用到膝盖托板。在座椅旁会设置一个器材盘,用于放置阴道镜检查中的必要器材。最重要的是窥阴器,为了方便放置在阴道中,窥阴器有各种长度和宽度。有时阴道壁会从窥阴器中突出而影响观察,这时可以用一个橡胶套,或切下橡胶手套的手指部分,套在窥阴器的尾片上,使阴道壁远离中央观察区域。通过窥阴器的附件或通过助手协助使阴道侧壁回缩,也被用于防止阴道壁突出而影响观察。

检查宫颈之前,需要检查外阴和阴道。女性如果在外阴和阴道有瘤变,那么宫颈疾病的风险会有所增加,因此外阴和阴道检查很重要。外阴可以用裸眼检查,但阴道检查必须要使用6倍放大的阴道镜。在检查前并不是都需要做宫颈涂片或宫颈刷取样 HPV 检测,但当必须做宫颈涂片或宫颈刷取样时需记住,它们可能会对上皮的表面造成影响。一些相关的炎症状态,例如沙眼衣原体感染,也可能会造成上皮的磨损和出血。

当窥阴器伸入并且尾片末端间的宫颈视野被扩大后,可见主要在宫颈上的上皮。当窥阴器尾片完全打开时,不仅宫颈阴道部,部分宫颈管也会变得可见。窥阴器完全打开,宫颈呈现"表象"视图。宫颈管和柱状上皮都完全可见。当窥阴器移至阴道下部,模仿体内的正常情况,则可见所谓的"真实"视图。这种视图展示了宫颈管内组织是如何内缩的,以及处于宫颈"外部"的化生鳞状上皮。稍后会介绍在一些特定情况下,例如孕期,阴道的环境(如 pH 值)会影响暴露在其中的柱状上皮,最终影响上皮组织。

经常可以见到少量的阴道分泌物与宫颈黏液混合在一起并覆盖检查部位,使观察视野变得模糊。这些分泌物可以用干燥的棉签来清除。这种操作过程:阴道及宫颈分泌物被清除后,宫颈更容易被观察。

如果在排卵期检查,宫颈管的可视化程度更优。清澈的宫颈黏液充分外流使得宫颈管组织观察不受妨碍,包括宫颈管和异常上皮。

当患者处于改良截石位时,使用双目镜头阴道镜可以观察到暴露的宫颈,然后用醋酸溶液(3%或5%)或生理盐水涂抹宫颈。其他情况下需要使用 Lugol 碘溶液(1%)。

(三)醋酸的应用

使用棉球涂抹或直接喷洒3%或5%的醋酸。醋酸可引起组织,特别是柱状和异常上皮肿胀。如前所述,异常(不典型)上皮会变成白色或不透明,能很明显地与正常(粉色)上皮区分开来。普遍认为醋酸溶液可以使上皮和间质的细胞角蛋白发生可逆的凝结现象。

涂抹醋酸后,上皮组织中的角丝蛋白(细胞角蛋白)会增加,引起组织肿胀,使上皮组织呈现白色。细胞角蛋白共有20种不同的多肽,但只有角蛋白10在上皮醋酸白色变化过程中起到重要作用。

采用3%或5%的醋酸使不典型转化区呈现白色是阴道镜检查的基础之一。它使细胞核内的核蛋白发生沉淀，细胞质内产生空泡，细胞变得肿胀，细胞桥粒被分开。在正常鳞状上皮中，醋酸会穿透松散的细胞核表面和中间层，产生少量的核蛋白沉淀。尽管上皮旁基底层和基底层细胞含有较多的核蛋白，但这并不足以掩盖富含大量皮下血管的宫颈间质的颜色，因此上皮呈粉红色。当CIN区域被涂上醋酸后，瘤变细胞中核蛋白会沉淀并遮挡皮下血管，这样光反射出来后就会使上皮呈白色——醋酸白色上皮。低级别CIN病变，醋酸必须要达到上皮的下半部才会引起颜色改变，因此白色会推迟出现。高级别或全层上皮CIN病变会立即出现反应，并且会出现明显的白色。醋酸白色显色后会慢慢消退，原因是醋酸会慢慢被中和，这样核蛋白不再沉淀，而使白色消退。另外，并不只在瘤变中才会有醋酸白色现象，在一些涉及核蛋白增加的情况下也会出现，例如在化生、愈合的过程中，以及存在病毒感染或病毒产物时。

通常，上皮出现各种改变需要一定的时间。相比3%的醋酸，涂抹5%醋酸的宫颈将更快出现反应。50～60 s后，这种效果会逐渐消退。而涂抹醋酸40 s后出现醋酸白色现象。

（四）Lugol碘溶液的应用

正常情况下鳞状上皮细胞富含糖原，在Lugol碘溶液作用下会被染成棕色。正常柱状细胞所含糖原量较少，在涂上碘溶液后显色会淡一些。同样，癌前病变转化区和癌变区含有极少的糖原，这些区域在涂上Lugol碘溶液后会呈现淡黄色。

Lugol碘溶液的应用并不是必需的，但它是阴道镜检查的重要组成部分。尤其在做任何治疗前，碘试验有助于清晰界定异常区域。对于阴道病变的识别，碘试验较醋酸试验更优。

（五）生理盐水的应用

生理盐水技术，首先由挪威奥斯陆的Kolstad教授提出。这种技术需要先将棉签泡在生理盐水中，然后涂在宫颈上，这样可使上皮组织下的血管结构变得明显。必须使用绿色滤镜来识别看起来很暗并且最清晰的红色血管，这就使不典型（异常）上皮内的多种血管特征变得清晰可见。

（六）阴道镜诊室器械的消毒

严重的生殖道病变常与HPV和HIV有关。因此，确保阴道镜诊室中使用的任何器械达到100%可靠消毒是非常重要的。在选择器械之前，必须要考虑该器械是否易于消毒，阴道菌群以及血液或血清污染都会使患者有感染风险。尽管病菌可以通过大范围的清除进行处理，但血源性病毒（甲型肝炎病毒、丙型肝炎病毒和HIV）和病患自身的致病病毒（HPV和单纯疱疹病毒）很难被清除。目前发达国家临床上多数使用一次性消毒设备。

如果不使用一次性设备，还有另外一些简单的规则需要遵守。

（1）所有接触患者的器械都需要足够干净，通常使用热水和消毒剂去除可见的污渍。

（2）清理干净后，器械必须要经过消毒处理。①优先使用湿热灭菌法消毒，例如高压灭菌。②另一种方法是使用经证实可以灭菌以及消毒的消毒剂，如戊二醛。

应该遵守当地的消毒政策，并需要寻求当地专家的指导。使用一次性器械也有价值，特别是窥阴器。然而，这些措施需要很大的花费，不过，如果以上提到的所有程序和原则都被遵守，患者和阴道镜医师就不需要有更多的顾虑了。

三、电子阴道镜检查

电子阴道镜是目前广泛用于下生殖道病变诊断的新方法，它将数码摄像机和带有电子绿色滤镜、电动变焦放大和微焦控制的阴道镜结合为一体。由于不需要目镜，观察者可以通过高分辨率的视频监视器来检查宫颈。辅助深度观察时会用到这种改良的阴道镜技术，而使用传统的阴道镜成像则不能实现该系统潜在的优势，包括提升受训者的培训效果和改善教育患者的质量（如同传统阴道镜配置视频系统）。不习惯使用双目阴道镜的临床医师可使用这种设备。在原理上，该系统和阴道照相术的原理非常相似，只是相机拍到的是静态图片，而摄像机得到的是动态图片。宫颈和阴道穹隆上涂抹5%醋酸后，使用配有广角镜头和自动对焦的录像机进行录像，随后阴道镜医师再评估记录并形成印象。

四、图像及电子数据的管理

现在很多图像管理系统可以建立数据库，用于数字图像的归档和教学。其中很多系统可以直接在图像上加上注解（如活检部位），必要时也可以用来测定一些区域的尺寸。并且，采用电子滤镜可以在需要时对一些区域进行亮化，而对另一些区域进行弱化处理这些图像可用于评估不同时期病变的发展或转归，而且，当需要的时候，这些图像还可以打印出来。

许多图像管理系统也结合阴道镜数据库，使患者信息和临床数据可以录入，方便患者管理和临床管理。这些产生的数据非常有助于日常的临床审查或培训。大多数这种信息收集系统可以为单位自动生成每周报告或每月报告，然后向区域或国家数据库提供报告。

第二节　宫颈癌前病变的细胞学和筛查

宫颈癌前病变无明显临床症状,可能仅仅通过人群筛查被发现。使用细胞学方法预测组织学病变可以追溯到20世纪40年代,当时认为宫颈涂片见到不同胞质成熟度的不典型细胞即可反映出组织学病变的情况。自从1941年巴氏涂片问世以来,宫颈细胞学检查已成为宫颈癌及癌前病变的标准筛查方法。

一、宫颈细胞学分级方法

(一)巴氏分级法

自从1943年巴氏细胞学首次被描述以来,宫颈鳞状细胞学分级的命名方法没有很大变动。"核异质"鳞状细胞是指细胞核表现异常的细胞。"核周凹陷性空泡"用来描述轻度到中度的鳞状细胞核异质,并且这种病变常常是可逆的。这种发生"核周凹陷性空泡"样改变的细胞在1956年被Koss等人定义为挖空细胞。1976年和1977年分别被Meisels和Fortin以及Purola和Savia认定为HPV感染相关的细胞病变。

按照罗马数字Ⅰ~Ⅴ,巴氏分级系统分为5级用于检测肿瘤。

Ⅰ级:未见异常细胞。

Ⅱ级:不典型细胞,但非肿瘤性细胞。

Ⅲ级:可疑恶性细胞。

Ⅳ级:高度可疑的恶性细胞。

Ⅴ级:恶性细胞。

宫颈细胞学检查应用相同的分级系统,但不同国家的不同使用者对其做了相应的调整。

(二)英国临床细胞学学会分类法

英国临床细胞学学会(BSCC)研讨会在1986年尝试精练巴氏分级,使细胞学术语更加接近宫颈组织学上皮内瘤变的分级系统。

不考虑其他细胞学特征,根据核异质程度分为轻度、中度和重度,分别对应宫颈上皮内瘤变(CIN)1、2、3级。在1994年英国国民健康服务(NHS)宫颈病变筛查项目中,引入并阐述了类似于巴氏Ⅱ级的临界分级。

(三)TBS分类法

美国国家癌症研究所制订了一个TBS分级系统，用于描述宫颈、阴道涂片结果。

1988年，第一届美国国家癌症研讨会最重要的意见是(1991年和2001年进行过修改)：推荐要描述标本的细胞量；包含细胞病理学专家的后续诊疗意见；改变既往的巴氏数字分级的形式，转而使用描述性诊断，包括诊断不明的不典型病变[未明确意义的不典型鳞状细胞(ASCUS)]，以及低级别和高级别鳞状上皮内病变(LSIL和HSIL)。

2001年最新修订版对过去的系统做了精简，包括：

(1)删除了标本细胞量的分级。

(2)将过去的“未见异常细胞，良性细胞改变”并入“未见异常细胞”分类。

(3)将未明确意义的不典型鳞状细胞(ASCUS)重新命名为“不典型鳞状细胞”(ASC)，并将其分为未明确意义的不典型鳞状细胞(ASCUS)和“不典型鳞状细胞，不能排除高级别上皮内病变”(ASC-H)。

(4)将“未明确意义的不典型腺细胞”(AGCUS)重新命名为不典型腺细胞，并将其分为“不典型腺细胞，非特异”(AGC-NOS)和“倾向于肿瘤的不典型腺细胞”(AGC倾向于肿瘤)。

该系统结果主要分三类：①正常细胞学；②未明确意义的不典型鳞状细胞；③细胞学改变提示。A. 低级别鳞状上皮内病变。B. 高级别鳞状上皮内病变。

(5)TBS和BSCC分类法的基本区别如下。①在TBS的低级别病变中，挖空细胞与轻度核异质相似，被纳入低级别鳞状上皮内病变中；②高级别病变包含对CIN2级和CIN3级的倾向性。

这套术语可鉴别病变可逆性的概率并且用于预测“病变”而非肿瘤。在实际应用中，新系统似乎可见大量非诊断性的涂片结果，也就是未明确意义的不典型鳞状细胞(ASCUS)或未明确意义的不典型腺细胞(AGCUS)。然而，这可能更多是由于近来美国频繁出现的假阴性结果所致的诉讼，而不是对这个分类的否定。

二、细胞学报告

(一)基础细胞学形式

宫颈涂片中所见上皮细胞类型受以下因素影响。

(1)宫颈上皮的成熟度。

(2)鳞柱交界的位置。

(3)宫颈的化生改变。

(4)涂片取样时的月经周期阶段。

在无拮抗的雌激素影响下,宫颈鳞状上皮增厚。举例来说,月经中期的涂片标本会含有大量表层鳞状细胞。然而,在实际应用中,大部分涂片标本呈中度成熟,可能反映了内源性孕激素或者外源性激素如口服避孕药的影响。

(二)正常细胞学

正常宫颈涂片标本应包括以下内容。

(1)宫颈阴道部源自原始鳞状上皮的细胞,包括核质比低且细胞核直径小于6 mm的成熟嗜橙黄鳞状细胞;中层或者舟状糖原化细胞;核质比高的旁基底层鳞状细胞。

(2)宫颈管内柱状上皮细胞。

(3)转化区的化生上皮细胞。

(4)其他生殖道部位的细胞,如内膜细胞。

(5)组织细胞、白细胞和血红细胞。

(6)正常阴道菌群(乳酸杆菌、阴道加德纳菌、阴道纤毛菌)。

(7)污染物,如精子、滑石粉颗粒。

(8)宫颈黏液。

上述所列为常见的内容,但不是所有涂片标本都具备。如果未见核异质,则涂片结果报告是正常的或阴性的。

(三)涂片标本满意度

很多人认为检查者评估涂片标本满意度是最重要的实验室质控手段。然而,过去有许多关于定义标本是否满意的争论。通过规定细胞数的方法来定义涂片标本是否满意并不实用。鳞状上皮存在极大的变异性。宫颈管及化生的鳞状细胞并不能可靠地直接显示宫颈管取样情况。如果取样者认为宫颈暴露充分,取样器完成360°取样。那么传统宫颈涂片标本就是满意的,只要:①涂片没有被血液、分泌的中性粒细胞或人工制品遮蔽。②涂片不是单纯由宫颈管细胞组成。③涂片由乙醇正确固定,未经空气干燥。④涂片未因较差的推片方法而变得过厚。

液基细胞学(LBC),包括Thin Pred和Sure Path的方法,通过提供更加清洁的样品,使得涂片标本满意度显著提高。额外的血液、黏液及分泌的中性粒细胞被清洗掉,且液基细胞学样品中细胞分布更加均一。

(四)萎缩的涂片

对萎缩的涂片进行细胞学评估特别困难,常见于绝经后或产后。缺乏雌激素使上皮变薄,导致旁基底细胞片状排列,成群聚集或小簇状“裸核样”旁基底细胞核,类似核异质。

涂片质量差，转化区回缩导致暴露差或不可见。这些患者应该短时服用雌激素并重新取样，并且通过增加涂片范围，减少未成熟细胞及炎性细胞所致的细胞学检查困难来确保标本满意度。

（五）临界异常

在英国临床细胞学学会命名中，“临界细胞核改变”（BNC）似乎与“人乳头瘤病毒相关核不典型”有关。1988 年版 TBS 分类系统使用 ASCUS 来定义不能明确良性还是癌前病变的不典型鳞状细胞。这一分类后来在 2001 年修订版中被简化命名为 ASC，并进一步分为 ASCUS 和 ASC-H 两类。“ASC”并不能排除高级别鳞状上皮内病变（HSIL）。最新对于 BNC 或者 ASC 分类合并使用人乳头瘤病毒检测的方法将有助于进一步定义这一未确定的分类。然而，人乳头瘤病毒检测的有效性存在争议，应首先排除炎症性或反应性不典型改变。

（六）低级别鳞状上皮内病变/轻度核异质

当中层或表层鳞状细胞细胞核增大（通常指增大 3 倍）且在正常细胞旁见到核深染是这一分类的明确证据。细胞核有一光滑核膜，核形状与轮廓轻度不规则。核深染可见，并表现为细小染色质颗粒或者均一的核密度增加，呈深色或烟熏样外观。有些情况与低级别鳞状上皮内病变/轻度核异质表现相似，如滴虫感染伴轻度核周空晕；绝经后细胞核增大；非特异性核反应性细胞核改变导致的轻度表浅细胞核不典型。

（七）高级别鳞状上皮内病变/中、重度核异质

细胞学中，高级别鳞状上皮内病变/中、重度核异质的细胞表现较低级别鳞状上皮内病变成熟度更低，而核质比更高。细胞核增大程度与低级别鳞状上皮内病变相同，但是因为核质比更高，细胞显得更小。核深染、粗大染色质及核膜不规则较低级别鳞状上皮内病变更严重。这些细胞常成群分布或独立分布。有些情况与高级别鳞状上皮内病变/中、重度核异质表现相似，如萎缩性改变，常表现为高核质比，但细胞核轮廓更加规则，并且不可见粗大的染色质；取样子宫下段标本，合胞体可能与高级别鳞状上皮内病变混淆；原位腺癌（AIS）可能与高级别鳞状上皮内病变难以鉴别。

（八）浸润性癌的细胞学表现

宫颈浸润性癌涂片最主要、最可靠的表现是存在溃疡或“恶性素质”。可出现多形性、角化，以及旁基底层鳞状细胞苍白、核退化，与炎症细胞渗出、坏死的肿瘤细胞、新鲜的血液混杂。然而，粉刺样隐窝的 CIN3 级病变与这种涂片的表现类似。

三、临床转诊

在某些国家，细胞学报告能指导医师将患者转诊，进行阴道镜或其他妇科检查。不同的临床指导取决于患者的焦虑、期待干预的程度、阴道镜资源以及临床和社会对疾病严重程度的认知。

总的来说，宫颈涂片若提示为CIN2级或以上病变者，医师将建议患者进行阴道镜检查。在欧洲国家，一般建议细胞学检查有1~2次轻度核异质病变、巴氏分类Ⅲ级或者低级别鳞状上皮内病变的患者转诊。有持续临界病变、ASCUS或巴氏涂片Ⅱ级(2~3次)的患者也建议转诊阴道镜。

已证明持续高危型人乳头瘤病毒感染是导致CIN3级进展和持续的必需条件。联合高危型人乳头瘤病毒检测可能有助于分流低级别涂片异常患者。这就是近期英国国民健康服务宫颈病变筛查项目将高危型人乳头瘤病毒检测纳入其中的原因。

四、宫颈腺上皮内瘤变/原位腺癌的细胞学诊断

细胞学水平常常难以鉴别不典型宫颈管细胞是来源于宫颈腺上皮内瘤变(CGIN)抑或原位腺癌(AIS)。这些严重病变需要更仔细检查，排除腺上皮瘤变最终需要阴道镜检查。因为不论是诊断性还是非诊断性腺上皮病变，均需要一个相似的初始随访方法，这部分内容将单独进行讨论。巴氏涂片仅适用于鳞状细胞，而对于腺上皮癌前病变不敏感。不敏感的原因是：①过去缺少宫颈管样本(然而，使用新设计的取样设备和强调注意转化区的取样已经减少了这部分原因)；②在筛查中始终存在低估腺上皮病变的问题。区别原位腺癌和浸润性癌通常是可实现的。大多数情况下，无论是英国临床细胞学学会引入的腺细胞临界性核改变，还是美国TBS分类的AGCUS，虽然很方便，但若最终对临床无明确帮助，则弃用该分类。

(一)宫颈腺上皮内瘤变/原位腺癌的细胞学特征

在涂片中，宫颈腺上皮内瘤变/原位腺癌的典型改变为在浓染的细胞团中可见到条带样柱状细胞，细胞核拥挤，核位于基底部，细胞质呈苍白色、泡沫样或空泡样形态。羽毛状结构提示腺上皮不典型改变，表现为细胞团边缘处的细胞垂直于长轴，细胞核和少许胞质呈放射状突出于细胞团边缘。玫瑰花样结构是提示腺上皮不典型改变的另一特征，表现为细胞核围绕一个中心呈放射状排列，形成腺样结构。除上述这些结构性的特征之外，细胞核拥挤、核深染及核铸型并伴有粗颗粒状染色质等细胞核的特征也是细胞学诊断的重要依据。在液基细胞学标本中，不典型腺上皮细胞群较小，条状和玫瑰花状

结构性特征不明显。染色质较细而核仁更明显。但是,细胞极度拥挤且呈羽毛状改变在诊断中极有帮助。大部分原位腺癌是在涂片显示鳞状细胞核异质转诊后意外被发现的。因此,锥切活检能发现合并腺上皮内瘤变/原位腺癌。

(二)未明确意义的不典型腺上皮细胞/临界腺上皮细胞

因为缺少敏感性和可重复性,2006 年指南推荐将阴道镜和活检作为所有涂片结果为不典型腺细胞的首选应对策略。年龄超过 35 岁的女性,推荐增加内膜活检。2001 年版 TBS 分类腺上皮病变的术语与 1991 年版不同,因为“未明确意义”和“倾向于反应性不典型”被删除了。另外,原位腺癌是独立于腺癌的一项分类,尽管实际应用中两者的鉴别存在困难。

五、腺癌的细胞学特征

腺癌的细胞学特征常常较宫颈腺上皮内瘤变更严重,如细胞极性丧失、细胞更隐蔽、细胞核增大、核仁明显以及个别细胞坏死。这些特征结合患者年龄,有助于涂片的诊断,尽管出血或坏死样背景在早期腺癌中常常缺失,而且不能作为确诊浸润性癌的证据,尤其是液基细胞学涂片。细胞学识别腺癌有困难,可借助生物标志辅助诊断。

六、宫颈癌筛查

宫颈癌是女性第三大常见恶性肿瘤,也是女性因癌症死亡的第四大原因,在 2008 年,宫颈癌占女性癌症总新发病例(52.98 万)的 9%,占女性癌症总死亡病例(27.51 万)的 8%。超过 85% 的新发病例和死亡病例发生在发展中国家,印度是全球第二人口大国,占全球宫颈癌总死亡人数(7.71 万)的 27%。在全球范围内,宫颈癌高发区为东非、西非、南非、中亚南部及南美。宫颈癌低发区为西亚、澳大利亚/新西兰和北美。

发展中国家和医疗资源匮乏地区宫颈癌高发的原因是缺乏有效的宫颈癌筛查,从而导致无法早期发现宫颈癌和癌前病变。在低收入国家中,性价比最佳的宫颈癌筛查方法包括肉眼观察醋白试验或 Lugol 碘试验,以及宫颈 HPV DNA 检测。近期在印度低收入农村地区开展的一项临床试验显示,HPV DNA 检测能使进展为晚期宫颈癌及宫颈癌引起的相关死亡风险降低 50%。

有效的宫颈癌筛查,可早期发现和治疗癌前病变,预防癌前病变进展为宫颈癌,或者在仍可治愈的阶段诊断宫颈癌,可减少宫颈癌的病死率。

(一)细胞学筛查

自 1928 年 Papanicolaou 发明巴氏涂片以来,宫颈脱落细胞检查在宫颈癌筛查中的作用越来越明显。目前使用刮片或细胞刷进行宫颈取样的技术已经在1948年Ayre提出的方法基础上进行了改良。20世纪50年代美国开始广泛使用宫颈刮片进行宫颈癌筛查,1964年被引入英国。许多国家和地区宫颈癌筛查间隔为1~5年,细胞学异常者推荐进一步行阴道镜检查,如果有必要再后续治疗。宫颈癌筛查覆盖率与浸润性宫颈癌发生率显著下降相关,筛查的重要性显而易见。

(二)筛查间隔

由于宫颈癌发展缓慢,最佳筛查间隔存在争议。最直接的证据来源于一项前瞻性随机对照队列分析研究,2561例(平均年龄66.7岁)巴氏涂片检查正常的女性(基线水平),2年内共110例发生细胞学异常,仅1例被诊断为CIN1~2级,无CIN2~3级或浸润性癌发生。因此,巴氏涂片阴性者1年内阳性预测值为0,2年内为0.9%。作者认为,细胞学阴性者2年内无须复查巴氏涂片。在一项更大样本(n=33.2万)的前瞻性队列研究中,宫颈细胞学、HPV DNA联合筛查用于30岁及以上美国女性,结果显示细胞学阴性者直到5年后进展为CIN3级和宫颈癌($CIN3^+$)的风险较低,3年、5年累积发生$CIN3^+$级的比例分别是0.17%和0.36%。美国乳腺癌、宫颈癌早期发现计划的大样本研究显示,每年筛查与每3年筛查一次进行比较,宫颈癌病死率并没有进一步下降。澳大利亚类似的模型研究发现,每2年与每3年筛查一次宫颈癌病死率无差别。

(三)筛查效率

尽管缺乏随机对照试验来验证细胞学筛查的有效性,但一些非试验性的病例对照研究、队列研究显示,有组织的宫颈癌筛查使发达国家宫颈癌病死率显著下降。但宫颈癌筛查是否适用于发展中国家目前不得而知。

一般来说,发展中国家宫颈癌筛查覆盖率较低。各种研究显示,发展中国家宫颈癌筛查覆盖率平均约为19%,而发达国家宫颈癌筛查覆盖率约为63%,范围从1%(孟加拉国)到73%(巴西)。在资源匮乏地区,与传统的3次细胞学筛查方案相比,临床1~2次的醋白试验或HPV DNA检测宫颈癌筛查策略是性价比较好的替代方案。在医疗资源缺乏的地区,自行取样HPV检测也可作为宫颈癌筛查的方法。

尽管宫颈癌筛查降低了宫颈腺癌的发生率,但细胞学对于宫颈腺癌的预测价值明显低于其对于宫颈鳞状细胞癌的预测价值(无论是保护作用还是间隔时间)。细胞学筛查对于宫颈腺鳞癌的作用与对宫颈鳞状细胞癌的作用类似。

(四)筛查准确度

我们必须认识到,无论一种筛查方法有多好,都无法达到100%的敏感性,一小部分病例可能会漏诊。异常细胞的数量、是否存在挖空细胞、是否存在核深染的异常细胞,是影响 HSIL 患者的细胞学读片正确判读的独立因素。

理论上,判断一种筛查方法的敏感性和特异性需要对所有的参与者运用金标准进行研究(如阴道镜和适当的宫颈活检),不管筛查是阴性还是阳性。需要计算敏感性(真阳性率)和特异性(真阴性率)。但宫颈癌筛查方法的相关研究非常少。有研究比较了巴氏涂片和重复巴氏涂片检查,发现对于高级别病变,任何单一检查发现异常的敏感性是55%~80%。由于宫颈癌通常进展缓慢,规律筛查的敏感性可能更高。

七、改进宫颈癌筛查

(一)提高宫颈癌筛查的有效性

(1)理论上,判断一种筛查方法的敏感性和特异性需要对所有参与者运用金标准进行研究(如阴道镜和适当的宫颈活检),不管筛查是阴性还是阳性。需要计算敏感性(真阳性率)和特异性(真阴性率)。但宫颈癌筛查方法的相关研究非常少。有研究比较了巴氏涂片和重复巴氏涂片检查,发现对于高级别病变,任何单一检查发现异常的敏感性是55%~80%。美国乳腺癌、宫颈癌早期发现计划的大样本研究显示,每年筛查与每 3 年筛查一次进行比较,宫颈癌病死率并没有进一步下降。

(2)液基细胞学的引入,包括 ThinPrep 和 SurePath 方法,为宫颈癌筛查带来了革命性的变化。宫颈细胞学的准确度依赖于标本取样质量、制片准备和细胞学读片。前两者是细胞学检查假阴性或细胞学涂片结果不满意的主要原因。传统细胞学涂片的局限性在于快速固定、细胞聚集和重叠导致涂片厚度不一致。血液、黏液、细胞碎片等因素可能使异常细胞模糊不清,导致细胞学检查的假阴性率上升和一些不明确的诊断(ASCUS)。液基细胞学系统提供了一层均匀的薄的宫颈细胞,不被黏液、血液、细胞碎片干扰。研究显示,液基细胞学显著增加了低级别病变的敏感性,但对 $CIN3^+$ 级没有影响。液基细胞学检查的不满意制片相对减少。液基细胞学系统的另一个优势在于,同一样本剩余的细胞悬液还可用于 HPV 等其他辅助检测。虽然液基细胞学的价格比传统巴氏涂片贵,但由于取样方法的改进,重复细胞涂片和假阴性率均下降,性价比可接受。英国国家卫生医疗质量标准署认为,液基细胞学是一种经济效果较优的宫颈病变筛查技术。美国阴道镜及宫镜病理协会(ASCCP)指南并未明确推荐液基细胞学或传统细胞涂片,但英国 NHS 推荐将液基细胞学作为英格兰和威尔士地区宫颈癌的初筛手段。

(二)提高全球宫颈癌筛查的覆盖面

缺乏宫颈癌筛查被认为是浸润性宫颈癌进展的最常见的危险因素。缺乏宫颈癌筛查往往与缺乏完善的健康指导相关。原因是多方面的、错综复杂的,包括贫困、没有医疗保险、缺乏就近的医疗机构和医师、医师的性别、缺乏相应知识、恐惧和害羞。为这些女性提供 HPV 疫苗可能是降低全球宫颈癌发生率的唯一希望。这项计划需要降低现有 HPV 疫苗的价格或者发展低廉的可供替代的 HPV 疫苗。同时,在资源缺乏地区或无法获得医疗资源的人群,采取宫颈癌即筛即治的策略。一项在印度农村进行的随机对照试验,研究了在 30 ~ 59 岁健康女性中即刻醋白试验、立即阴道镜检查、直接活检和冷冻治疗对宫颈癌发病率和病死率的影响。经过 7 年随访,调整年龄、教育程度、婚姻状况、种族分布等因素,实验组与对照组比较,宫颈癌发病率减少 25%,病死率减少 35%。在医疗资源匮乏地区,自行取样 HPV 检测可能是宫颈癌筛查的一种替代方法。

八、细胞学解读

无法检测或错误判读宫颈涂片中的异常细胞是细胞学筛查失败的另一个因素。造成这一结果有很多原因,包括缺乏培训、质量控制差和细胞学医师不足。宫颈涂片人工阅片耗时费力,并且 90% 以上的涂片结果正常,会造成思维定式。此外,细胞学涂片完全依赖主观判断,细胞学实验室的内部和外部质量控制对宫颈癌筛查非常重要。英国 NHS 宫颈癌筛查计划已制订并出版细胞学相关的指南和预期标准,美国国会在 1988 年颁布临床实验室修正方案,为验证细胞学技师能力并限制其工作量立法。

以往宫颈癌筛查依赖细胞学技术员人工阅片,近 20 年来科学技术不断发展,自动计算机阅片系统应运而生,它能通过电脑屏幕为读片人员呈现一系列视野和识别异常细胞。这一技术可减少筛查失误、缩短阅片时间,从而提高阅片数量。已有两种有效的自动阅片系统获得美国 FDA 认证并用于宫颈癌初筛,即 BD 焦点 GS 影像系统(使用 SurePath 液基细胞)和 ThinPrep 影像系统(使用 ThinPrep 液基细胞);一些研究比较了自动阅片与人工阅片的效率,但尚未有明确的结论。2005 年 8 月,英国启动了一项随机对照试验,对比两种自动宫颈筛查技术与人工筛查。宫颈癌初筛女性的样本被随机分配到人工阅片组或其中一种计算机自动阅片组并辅以人工阅片。作者得出结论:不建议将自动辅助阅片系统用于宫颈癌初筛。

九、英国 NHS 宫颈癌筛查计划中 HPV 检测的作用

自 20 世纪 80 年代末,HPV DNA 检测开始成为宫颈癌筛查的潜在工具。在过去的 20 年里,临床上采用宫颈脱落细胞进行 HPV DNA 检测在宫颈癌前病变筛查中的作用日益突出。

荟萃分析和横断面研究均显示,在检测高级别宫颈癌前病变(CIN2 ~ 3 级)方面,HPV 检测比细胞学具有更高的敏感性。HPV DNA 检测阴性预测值高,更具临床应用价

值。脱落细胞学辅助 HPV 在检测 CIN 上具有更高的阴性预测值。

目前 HPV DNA 检测主要有以下三种临床应用:①宫颈癌初筛(与细胞学联合筛查或单独检测)。②局级别 CIN 患者治疗后的随访。③诊断为轻度细胞学异常的高危患者的分流检测。

(一)人乳头瘤病毒检测

众多流行病学研究和体外研究均证实 HPV 在宫颈癌发生发展中起重要作用。最初传统病毒培养方法很难检测和诊断 HPV,分子生物学进展使细胞中低水平的病毒载量能够被检测出来。

两种主要的检测方法均有效:聚合酶链反应(PCR)和杂交捕获(HC)。虽然还有其他 HPV DNA 检测方法,但这两种方法在常规临床应用中最为有用。

(二)聚合酶链反应

聚合酶链反应(PCR)是一种在生物样本中选择性扩增 HPV 序列的方法。一条双链 DNA 经过 30 个循环的扩增可以产生 10 亿个拷贝数。但是,必须采取措施避免交叉污染导致的假阳性结果。虽然最开始应用 PCR 时,在实验室中这是一个严重的问题,不过目前大部分实验室已采取措施避免这种情况的发生。

PCR 方法的敏感性和特异性多变,这取决于 DNA 抽提过程、临床标本的位置和类型、样本保存和运输、引物、PCK 产物的大小、DNA 聚合酶的性能和反应条件、HPV DNA 扩增谱以及检测多种亚型的能力。一般来说,大多数 PCR 方法扩增 10 倍的话,其敏感性可以达到。

(三)杂交捕获

杂交捕获是一种有效的、标准的、客观定量实验(HC2)。其采用 13 种高危 HPV 亚型和 5 种低危 HPV 亚型的 RNA 互补探针。样本中 HPV DNA 变性与 RNA 探针杂交,DNA 和 RNA 的杂交产物被放到带有单克隆抗体的微量滴定板上进行捕获。与碱性磷酸酶配对的单克隆二抗与杂交产物发生反应,随后加入化学发光底物。当碱性磷酸酶的发光底物断裂时,发射光能被分光光度计检测,发光量与原始样本中 HPV DNA 的载量成正比。

这项研究包括英国、法国、德国、荷兰、美国和加拿大的超过 60 000 例样本,结果表明 HPV 检测有较高的敏感性。

(四)HPV mRNA 检测

尽管高危 HPV DNA 亚型感染是宫颈癌进展的必要条件,但只有一小部分高危 HPV DNA 亚型感染最终导致高级别宫颈癌前病变(HSIL/CIN2 和 CIN3)其他研究数据现已证明 E6 和 E7 mRNA 是细胞转化和发生高级别宫颈癌前病变更特异性的指征。

尽管大多数 HPVDNA 检测方法成熟稳定,但都不能评估病毒癌基因的活性,这是细胞转化的必要条件。假说认为宫颈病变的进展需要 HPV 整合并后续表达 HPV 编码的癌基因 E6 和 E7,定量检测 E6 和 E7 有助于评估宫颈病变发生和进展情况,因为这些蛋白是维持恶性表型所必需的。E6 和 E7 mRNA 的出现和增加提示持续性感染。宫颈癌 E6 和 E7 mRNA 表达与 HPV 的分型无关。利用流式细胞技术,可以定量检测液基细胞标本中 E6 和 E7 mRNA 过表达细胞数,这些细胞比例的增加与病变的严重程度成正比。

十、HPV 检测用于宫颈癌初筛

与细胞学相比,HPV DNA 初筛检测高级别 CIN 的敏感性更高。而且,特别是 HPV 自行取样用于样本收集后,HPV DNA 初筛也可提高宫颈癌筛查的覆盖率。

随机对照试验发现细胞学联合 HPV 检测较单一细胞学敏感性更高。大样本荟萃分析表明,杂交捕获 HPV 检测高级别 CIN 的总体敏感性达 89.3%。HC2 排除高级别 CIN 的总体特异性为 87.8%。在欧洲和北美,HPV 检测具有较高的特异性。但在非洲和亚洲,HPV 检测的敏感性下降,其原因尚不明确。

已有大量的随机对照试验证实 HC2 HPV DNA 检测的有效性。10 多年来,欧洲甚至全球的临床医师将其作为常规检查方法用于识别宫颈疾病高风险的女性。虽然 HC2 HPV 检测已被常规使用并用于多项临床研究,但是也有其他一些研究采用 PCR 检测方法。PCR 技术对低水平 HPV DNA 感染具有较高的敏感性,但用于检测临床相关感染的敏感性较低,而特异性较高。

HPV DNA 联合细胞学检测是低级别病变患者随访的标准方法,有 99.2% 的 $CIN2^+$ 级患者能被联合筛查检出,联合检测具有较高的阴性预测值和较长的保护周期,可延长筛查间隔至 3~5 年;然而,低特异性仍可导致大量的假阳性结果,以及不必要的阴道镜检查。发达国家能承担 HPV 联合巴氏筛查方案的成本,因为从长远来看,延长双阴性患者的筛查间隔能节约大量的医疗成本。

发展中国家医疗资源匮乏,很难实施细胞学为基础的宫颈癌筛查方案,宫颈癌的发病率和病死率很高。而且,偏远地区的患者需多次进行阴道镜检查,可行性不高替代方案可选择醋白试验,但其敏感性、特异性不高,不能作为长期筛查方案在这些地区,采用标准化的、客观的 HPV DNA 检测作为宫颈癌一线初筛方法,较单一细胞学筛查或醋白试验具有更高的临床敏感性和较长的保护间隔,最新开发的一种 HPVDNA 快速检测方法能在 2 h 内出结果,随后对 HPV 阳性者和(或)醋白试验诊断有病变的患者进行冷冻治疗,可作为一种有效的替代方案。

十一、HPV 检测用于 CIN 治疗后随访

CIN 治疗后随访的主要目的是发现病灶残留或复发。治疗后宫颈癌前病变的复发率为 5%~10%，推荐随访时间长达 10 年，原因是与正常队列相比，该人群 CIN 进展或者发生癌的风险仍较高。治疗失败的主要因素是病灶残留，一般在治疗后 2 年内可通过细胞学检测发现。

英国一项大样本多中心前瞻性研究评估了治疗后细胞学联合 HPV 检测在随访中的作用，结果显示，治疗后 6 个月细胞学、HPV 双阴性的患者，3 年后复查是安全的，而现有的细胞学检查需每年一次，连续 10 年。有趣的是，联合检测与初次完全或不完全切除标本切缘的阴性预测值是类似的。

HPV DNA 检测的阴性预测值对于随访 CIN 治疗后患者具有潜在的临床价值。HPV 阴性患者治疗后发生病灶残留或复发的风险非常低。

十二、HPV 检测用于轻度细胞学异常的分流

现在很多国家采用这种方法，直接在轻度细胞学异常（ASCUS 或临界涂片）患者的液基细胞学标本中检测 HPV DNA，而不是让这些患者返回进行重复细胞学检测。这种方法的阴性预测值为 98%，可证实无潜在的宫颈病变。

轻度细胞学异常（ASCUS 或临界诊断）仍存在细胞学重复性低的问题，这些患者中 5%~17% 经活检被诊断为 CIN2 或 CIN3，这会产生明显的临床管理难题。

阴道镜和阴道镜下活检一直被认为是金标准。这种方法需要技巧娴熟的阴道镜医师，是有创方法且价格昂贵，由于取样和诊断的失误而漏诊近 1/3 的高级别病变。因此，由于细胞学假阳性和活检假阴性结果，鉴别宫颈高级别病变有一定难度。

HPV 检测可用于低级别细胞学异常（ASCUS 和 LSIL）的风险分流。由于在 HPV 感染自发清除的患者中未发现组织学进展，所以对于 HPV 阴性者无需继续随访。40%~60% 的 HPVDNA 阴性的女性，可以有细胞学持续性 ASCUS。

十三、HPV 分型检测的意义

宫颈癌是由 HPV 感染所致，但不同 HPV 亚型的致癌能力各不相同。约有 15 种致癌的高危亚型与宫颈癌发生相关，其中 HPV16 亚型致癌能力最强，HPV18 和 HPV45 次之。HPV16 与 60% 的 CIN3 和浸润性宫颈癌（$CIN3^+$）有关，HPV18 与 10%~20% 的 CIN3 和 $CIN3^+$ 有关。感染高危亚型 HPV 者罹患浸润性宫颈癌的风险非常高，HPV16 感染者的

OR 值为 434，HPV18 感染者的 *OR* 值为 248。

对于细胞学阴性和 HPV 检测阳性者，推荐进一步行 HPV 分型检测。HPV16 阳性患者应进行阴道镜检查。

近 50% 的 ASCUS 被证实有高危型 HPV 感染。ASCUSI5IL 分流研究组报道，HPV16 阳性的 ASCUS 患者 2 年内发生 CIN3⁺的累积绝对风险为 32.5%。该研究还发现，HPV16 感染合并可疑或轻度细胞学异常的患者 2 年内发生 CIN2⁺（活检确认）的风险为 51.6%。

另外，HPV16、HPV18 亚型常与持续性感染密切相关，因此，鉴别这两种 HPV 亚型对于 ASCUS 患者的风险分级意义重大。

HPV 分型对疾病预后有一定作用。CIN3 治疗前后感染同一种 HPV 亚型可能提示再次感染 HPV，该患者可能易感这种特定的 HPV 亚型，需要加强随访。

第三节 宫颈癌前病变诊断：阴道镜的使用

诊断宫颈癌前病变的四种方法，即宫颈细胞学检查、人乳头瘤病毒（HPV）相关生物标志物检查、阴道镜检查和组织病理学诊断，相互联系并相互补充。因此，临床医师必须了解并且理解这些技术的优缺点。由于很多宫颈上皮病变具有恶变潜能，这四种检查方法对宫颈上皮病变进行了更切实可行的分类。目前，每种检查方法都将病变分成低恶变风险病变和高恶变风险病变。

组织病理学家采用高级别宫颈上皮内瘤变（CIN）定义真正的癌前浸润性病变。与此类似，有经验的阴道镜医师能够分辨高或低恶变风险的病变；而细胞学家采用修订后的细胞学分类来识别低级别鳞状上皮内病变（LSIL）或高级别鳞状上皮内病变（HSIL）。目前，有多种生物标志物可以用来区分具有恶变潜能的低级别病变和倾向自愈的低级别病变。

宫颈细胞学评估和宫颈 HPV 检查已成为妇科医师和患者之间的重要联系纽带。在大多数筛查项目中，宫颈细胞涂片和宫颈 HPV 结果能够提示宫颈/下生殖道可能存在病变风险。临床医师能够基于这些检查结果进行评估分流，选择有需要的患者进一步行阴道镜检查来诊断。

一、阴道镜下宫颈异常（或不典型）上皮表现

提示可能存在宫颈癌前病变（或 CIN）的异常（或不典型）上皮在阴道镜下的表现取决于以下多种因素。①上皮厚度：取决于细胞数量及其成熟度。②表面轮廓改变和覆盖

上皮(角化)的任何相关改变。③血管结构的改变。

当异常(或不典型)宫颈上皮接触醋酸时,细胞内的蛋白质会发生短暂、可逆的生化反应,在阴道镜下可观察到上皮变白或不透明。而正常的宫颈鳞状上皮接触醋酸时,呈现原有的半透明粉红色。

由于成熟鳞状细胞内含有糖原,正常组织涂碘溶液后可被染成棕色,这被称为碘试验阳性或 Schiller 试验阳性。其他组织类型具有不同的染色反应,下文将会进行介绍。

(一)异常(或不典型)上皮的形态学特征

1. 醋酸和碘的作用

未接触醋酸时,正常的半透明鳞状上皮可以透出下层的血管结缔组织;接触醋酸后,上皮细胞内发生蛋白质凝固,鳞状上皮逐渐变得不透明,掩盖了底下结缔组织。如果有增厚的上皮(例如在高级别 CIN 中所见),病灶会逐渐变为白色。另外,在正常和异常(或不典型)上皮之间可见清晰的界限。由于病变细胞内缺乏糖原,当病变组织涂碘溶液后会染色较淡(与正常组织相比),这是宫颈碘试验的基础原理。

正常上皮(特别是细胞质)中存在少量的蛋白质和大量的糖原,而异常(或不典型)上皮的细胞膜、细胞核和细胞质中存在较多蛋白质和很少的糖原。在蛋白和糖原较多的病变部位(例如低级别 CIN),上皮接触醋酸后仅轻度变白和不透明。同样,接触碘时会发现微弱、不均一的染色。

上皮的醋酸白色变化能辨别上皮病变程度,是阴道镜表现中最重要的特征。

因此,将上皮的生理性改变/轻度病理性改变与更严重的瘤变区分开来非常重要。在阴道镜下,上皮的醋酸白色程度是区别正常和异常(或不典型)宫颈上皮的特征之一。其他 3 个特征是:①病变边缘。②表面轮廓。③血管结构。

2. 病变边缘

异常(或不典型)宫颈上皮的边缘可以根据其多种特征进行评级,如锐度、形状、厚度和是否存在内部边界等。

在高级别 CIN 中,可以看到边缘明显隆起。这些类型的高级别病变可能位于大的低级别病灶内,并存在内部边界。低级别或轻度病变的边界通常为不规则、羽毛状、有棱角的、地图状或不清晰的。“卫星”病灶或外生型微小乳头状湿疣样病变也是低级别病变。

3. 表面轮廓的作用

由于具有立体放大作用,阴道镜下能够看到宫颈病变的表面轮廓,并且可描述为光滑、乳头状、结节状、不平整或者溃疡性。例如,正常的鳞状上皮表面光滑,而柱状上皮则呈葡萄状或乳头状。高级别 CIN,尤其是 CIN3 级和早期浸润性癌的表面不平整,甚至有轻微的隆起,而明显的浸润性癌则表现为结节状或息肉状表面,最终发展为溃疡型或外生型病变。

阴道镜下所见病变的醋酸白色程度、边界、血管形成以及碘染色试验结果被用来区分低级别和高级别 CIN，研究者据此开发了阴道镜指数分级系统（即 Rrid 指数或 Swede 评分）。这些分级系统将在下文进行介绍。

4. 血管结构

点状血管和镶嵌通常醋酸染色后上皮内血管会消失，但有些情况下会出现特征性的血管。在异常上皮内有两种血管结构：点状结构和镶嵌结构。这两种结构也可能同时存在。当毛细血管贯穿整个上皮，终末端显示为红色点状，则被称为"点状"血管。同样常见的是壁状结构的毛细血管，将组织分割成蜂窝状，被称为"镶嵌"。

点状血管通常是扩张、扭曲、不规则的发夹状末端血管，呈现出明显的点状结构。通常有明显的界限将病变区域与正常上皮分开。当宫颈组织有炎症（特别是滴虫感染和宫颈炎）时，也可见点状血管。这时扩张的发夹状毛细血管通常布满整个外宫颈，血管间隙微小，正常组织和异常组织间没有明显的边界。

在镶嵌结构中，毛细血管平行于宫颈表面，形成类似铺路石样外观。血管网包围形成一个区域，范围大小不一，形状可呈现规则或不规则。血管本身也可混合交叉。组织学上，异常（或不典型）上皮形成芽状，伸入或嵌入结缔组织，但未突破基底膜。当组织表面涂抹醋酸后，可形成白色小鹅卵石样的图案，每个"小鹅卵石"对应一个被上述血管包围的上皮芽，外周由血管形成红色边界。如果涂抹碘溶液，异常（或不典型）鳞状上皮呈现浅黄色，镶嵌图案消失。

点状血管和镶嵌结构的形成机制：柱状上皮在向鳞状上皮化生的过程中暴露于诱变剂，从而导致不典型化生。在不典型化生中，部分间质乳头没有合并或融合，但化生的鳞状上皮填满了宫颈管柱状上皮的裂隙和褶皱。柱状上皮的葡萄状乳突内的中心血管网仍被包围在化生的上皮中，成为厚的间质乳头。在之后的发展过程中，表面上皮的血供需要比正常转化区更大。涂抹醋酸后可见到红色的间质乳头被白色的化生上皮包围。随着不典型化生的进展，裂隙内的上皮细胞增殖活性增强，间质乳头生长被抑制。这些乳头内的血管在靠近上皮表面的地方扩张和增殖，或形成包绕异常（不典型）上皮等的提篮状血管网。这些改变在阴道镜下表现为点状血管和（或）镶嵌结构。转化区内点状血管和镶嵌结构的形成基本上是相似的，所以在同一病变中可以同时看到两种血管改变就不足为奇了。

评估点状血管或镶嵌区域时的另一个重要特征是血管间距。这指的是两个相邻血管间的距离或网状/镶嵌血管病变范围的直径。原始鳞状上皮平均血管间距约 100 mm，但在浸润前和已发生浸润的癌变中，血管间距随着病变恶性程度增大而增加。

当然，不是所有的点状血管和镶嵌结构都是异常的。强调这点是因为大部分鳞状上皮内病变在阴道镜下并没有异型血管，而异型血管结构经常使缺乏经验的阴道镜医师遗漏其他更严重的病变。点状血管和镶嵌结构可以出现在正常上皮中，也可在棘样上皮中发现(是先天性转化区的特性)。在这种情况中,有大量的出芽、分枝状真皮乳头和交错的上皮钉突。该毛细血管间距多变,但通常不超过正常上线,这有助于和瘤样病变区别,后者上皮钉突更宽、更厚和更不规则。

70%的点状血管和镶嵌与良性的棘样上皮相关,30%与CIN有关。相反,在转化区中,80%的点状血管和镶嵌与CIN有关,仅20%与棘样上皮有关。然而,大多数研究者认为,CIN仅限于转化区内,边界为原始鳞柱交界和新鳞柱交界。

(二)异型血管

异型血管具有特征性的外观,并且与上皮严重病理性改变相关。它们属于末端血管,形状、走行、密度、直径和空间排列均不规则,并且毛细血管间距较原始鳞状上皮中的大。血管结构在很多情况下都可表现得非常不规则,以至于不能确定是点状血管或镶嵌。异型血管可见于典型的点状血管和(或)镶嵌区域。这似乎表明随着病变进展,原本普通的点状血管和镶嵌异常增生,最终发展成异型血管。在点状血管/镶嵌区域内的不规则血管结构,可能是早期浸润性病变的征象,包括浅表的提篮状不典型镶嵌血管向相邻镶嵌区域延伸。同时,可见点状血管环的顶部与宫颈表面平行。这些水平的浅表血管特点明显,可能提示早期间质浸润。

癌前组织的毛细血管间距略有缩小,但随着病变恶性程度增加,血管间距逐渐增大。恶性细胞被异型树枝状血管或网状血管滋养,使表面组织呈现粗网状外观。伸入无血管区域的异型血管在大小、形状、走行方面显示出较大差异;这可能是由于血管的生长必须与恶性细胞的快速生长保持一致。有时,恶性细胞生长过于迅速,血液供应不能满足其发展,进而发生细胞坏死。

不典型树枝状血管不会形成转化区树枝状血管那样纤细的毛细血管网,也不会有正常组织中那种规则的“树状”结构,以及血管直径逐渐缩小。

盐水阴道镜能很好地显示上皮血管分布,即用生理盐水涂抹宫颈后,透过绿色滤镜在阴道镜下观察,原本红色的血管呈现为黑色并逐渐清晰。当使用3%~5%的醋酸涂抹宫颈后,鳞状上皮发生醋酸白色改变,血管清晰度明显下降。

(三)早期浸润性病变的血管特征

如前所述,异型血管可能提示宫颈浸润性癌。在浸润性癌早期,阴道镜医师很难将CIN的血管结构(即点状血管和镶嵌)和这些异型血管区分开来。多数情况下,高级别CIN和早期浸润性癌可同时出现,而通常在典型的点状血管和镶嵌区域可见到少数轻度异型血管。在正常鳞状上皮和癌前病变之间不仅有色调差异和清晰的边界,还具有不同的血管特征。典型的点状血管外观提示高级别病变;镶嵌血管变成具有宽毛细血管间距的粗糙的不规则结构。同时,在上皮内也存在无血管的醋酸白色上皮。所有这些特征均提示存在早期浸润性病变。平滑的镶嵌血管，与早期浸润性癌相比，毛细血管间距减小。

在异型血管形成初期，镶嵌和点状血管的毛细血管间距缩小。然而，随着恶性细胞增殖，形成大片无血管区，其毛细血管间距增加。典型的点状血管被异常毛细血管袢分隔，后者沿上皮表面平行深入血管间距缩小的点状血管区。

当腺癌或未分化癌形成时，其血管特征与目前所知的鳞状病变有所不同。腺癌通常通过中央毛细管系统获得营养，这与高分化鳞状细胞癌显著不同，后者的毛细血管包绕上皮芽形成微循环，但无贯通血管。

未分化病变往往有良好的毛细血管渗透至恶性细胞的上皮芽。因此，毛细血管间距在未分化癌的大部分区域是正常的。早期腺癌其中柱状上皮乳突内仍可以看到异型血管存在。原始鳞状上皮和异型毛细血管结构之间存在锐利的界限。

腺癌早期与特定血管结构之间可能存在一定相关性。这两种血管类型可能同时存在于腺癌组织中。阴道镜下腺癌改变相关的特殊血管类型，将在下文介绍。虽然镶嵌和点状改变存在于鳞状上皮中，但不存在于腺癌中。然而，在某些腺癌病变中也能找到。

腺癌最常见的异型血管是树根状血管。在早期阶段，仅有 1～2 根树根状血管，随着疾病进展，异型血管的数量大大增加，线头状血管也能见到，在晚期病例中，还能看到增多的卷须状血管和柳枝状血管。

二、宫颈癌或癌前病变的阴道镜检查

异常（不典型）宫颈上皮阴道镜检查最重要的是取得病变组织完整的解剖图和形态学视野，解剖图包括确定异常（不典型）区域的内外界限，而形态学需要对上述部分的所有特征做精确检查，例如血管结构、毛细血管间距、表面轮廓、颜色和分界的清晰性。对内界限的评估是检查中最重要的部分，因为它可以区分阴道镜检查是否满意。

（一）满意的（充分的）或者不满意的（不充分的）阴道镜检查

满意的阴道镜检查是指新鳞柱交界和异常（不典型）上皮范围均完整可见；不满意的阴道镜检查是指新鳞柱交界和异常（不典型）上皮范围不完整可见，或因为严重的炎症或萎缩使检查者无法明确病变的上限。上界由新鳞柱交界确定，提示异常（不典型）上皮的上缘延伸至宫颈管内。

（二）阴道镜异常（不典型）表现的分级

癌前病变和癌变的差异较大，没有独有的特征可以加以区分，不同的血管类型、不同的上皮成熟度以及与之相关的表面轮廓、颜色和边界，决定了阴道镜图像是多变的。许多分级系统用于提高阴道镜分级的客观性，减小观察者之间或观察者的主观判断差异,从而更客观地鉴别阴道镜下低级别和高级别病变。Coppleson 和 Pixley 提出了这样一个分级系统:将阴道镜下表现细分为不显著(1 级)、显著(2 级)和高度显著(3 级)。1 级:病变仅有极小的恶变潜能,如果发生侵袭,需很多年。2 级:病变有发生恶变的潜能,但侵袭发生较慢。3 级:病变高度恶变潜能,较快发生侵袭。分级定义如下。

1 级(不显著,不可疑):醋酸白色上皮,通常有光泽或半透明,边界多不明显;有或没有细血管,类型不明确;无异型血管;毛细血管间距小。

2 级(显著,可疑):醋酸白色上皮更加不透明,边界锐利;有或没有扩张的形态规则的血管;类型明确;无异型血管;通常毛细血管间距增加。

3 级(高度显著,高度可疑):非常白或灰色不透明上皮,边界锐利;血管扩张,形态不规则,常卷曲,偶尔可见异型血管;毛细血管间距增加但不均一;有时可见表明轮廓不规则微外生型上皮。

(三)Reid 阴道镜指数

Reid 阴道镜指数最早于 1993 年提出,是使用最广泛的评分系统,其目的是规范阴道镜检查及改善对组织学诊断的预测。然而,在 ALTS 中使用 Reid 指数检测 CIN2 级及以上病变的效果并不理想。因此,Malcolm Coppleson 教授和 Rifharrl Reid 博士合作修改了原版 Reid 阴道镜指数的内容,把阴道镜下所见的 4 类表现纳入考量:①颜色;②病灶边缘和表面形态;③血管;④碘染色。每一项给出 0~2 分(表 5-1),总分为阴道镜指数,对应可能的组织学诊断,如表 5-2 所示。

表 5-1 修订版 Reid 阴道镜指数*

阴道镜表现	0 分	1 分	2 分
颜色	薄醋酸白色上皮(半透明);模糊的醋酸白色;透明的醋酸白色 转化区之外的醋酸白色 有光泽的雪白色上皮(罕见)	中等明暗度,颜色白色或灰色,表面有光泽(多数病变属于此分类)	暗沉,牡蛎白或灰色
边缘及表面形态	微小湿疣或微小乳头+ 病变较扁平且边界模糊 边缘呈羽毛状或细小齿状 病变有角,或者锯齿状+++ 位于转化区外的卫星病灶	形状规则匀称,边缘光滑,轮廓平直	卷起,边界剥脱++:不同的阴道镜表现之间有内边界;中央为高级别病变,周围为低级别病变

续表 5-1

阴道镜表现	0 分	1 分	2 分
血管	细小/细直径血管++++ 少有细点状血管及镶嵌 血管在转化区之外 小湿疣或微小乳头内有细小血管++++++	缺乏血管	粗点状血管或粗镶嵌,边界锐利+++++
碘染色	摄取碘后呈桃木棕色 不显著病变不摄取碘:上述三项评分 3 分及以下病灶碘黄染 转化区以外区域常因角化不全而碘染色阴性+++++++	摄取部分碘,杂斑,杂点	显著病变不摄取碘:上述三项评分 4 分及以上病灶碘黄染

注:* 阴道镜分级时,醋酸染色浓度为 5%,碘浓度为 1%。

+阴道镜下微小乳头样外观提示显著浸润性癌不包含在此列。

++上皮细胞的边缘从间质分离,卷曲。注意:显著的低级别病变常常被过度阐述,高级别鳞状上皮内病变中无血管的斑块常常被忽视。

+++即使外周的部分边缘是一直线,仍评为 0 分。

++++有时镶嵌中有中央血管是低级别组织学异常的特征:低级别病变中的毛细血管结构很明显。如果医师不能区分细小血管和粗大血管,常会发生过度诊断。

+++++阴道镜下显著浸润性癌的异型树枝状血管不包含在此表中。

++++++总体说来,病变中微小湿疣样变越多,评分越低。然而,尽管罕见,宫颈癌也可以表现为湿疣状。

+++++++角化不全:浅表上皮为保留细胞核的角化细胞。

表 5-2 阴道镜下使用 Reid 阴道镜指数(RCI)预测病理诊断

RCI(总评分)	病理
0~2	LSIL-HPV 感染/不典型
3~4	重叠*
5~8	HSIL

注:*3 分,相当于低级别鳞状上皮内病变(LSIL);4 分,相当于高级别鳞状上皮内病变(HSIL)。HPV:人乳头瘤病毒。

(四)Swede 评分

2005 年,瑞典的 Strander 等人提出一种新的评分系统,即“Swede 评分”。它对 Reid 评分系统进行了修改,使用更方便,无须复杂的学习即能掌握。

Swede 评分模型在 Reid 阴道镜指数基础上，新增加了病灶大小作为第 5 项评分内容（表 5-3）。Swede 评分也重新定义了 Reid 原有的 4 项评分指标。最近英国的一项研究对 Swede 评分系统进行评估，结果显示，总分 8 分及以上对于最终确诊 $CIN2^{+}$ 级病变的敏感性、特异性、阳性预测值和阴性预测值分别为 38%、95%、83% 和 70%。SWe 如评分没有明显的学习曲线，受训者的表现和培训者类似。

表 5-3 Swede 评分模型

分级	醋酸吸收	边缘和表面	血管	病变大小	碘染色	评分
A 级	0 或透明	无或弥散的	细小，规则	<5 mm	棕色	0
B 级	阴影，乳状	锐利但不规则，锯齿状，地图样，卫星灶	缺乏	5～15 mm 或两个象限	隐约或斑片状黄色	1
C 级	明显的，硬脂状	更锐利，表面不平，袖口样	粗大或异型血管	>15 mm，3 个或 4 个象限，或宫颈管不能探及	明显的黄色	2

（五）新版国际宫颈病理和阴道镜联盟术语（2011）

在新分类中，异常按如下分两级。

1 级（轻微病变）：细镶嵌；细点状血管；薄醋酸白色上皮；不规则地图样边界。

2 级（严重病变）：边缘锐利；内分界征；隆起；厚醋酸白色上皮；粗镶嵌；粗点状血管；醋酸白色变化快速出现；袖口状腺开口。

所占象限的数目或所占宫颈百分比用于评估异常上皮大小。

（六）不满意的阴道镜：宫颈管检查

异常（不典型）上皮向上延伸到宫颈管内给临床诊断带来了问题。如果上界在镜下可见，则认为是满意的或充分的；如果不可见，则认为检查不满意，尽管在 IFCPC 新术语中描述为部分可见或不可见。在本书中，我们使用之前对阴道镜检查不满意的分类方法。上限常常可以用简单的检查方法确定。一旦找到上限，临床医师可以知道此界限以上没有癌或癌前病变。这仅适用于鳞状上皮病变，因为腺上皮病变的位置可能更高。临床医师通过发现异常腺上皮细胞学来了解腺体病变。

确定病灶上界最简单的方法是使用小棉签。不典型上皮的范围延伸至宫颈管内。通过棉签压住宫颈后唇暴露视野后，能清楚看见上界。

（七）其他宫颈镜表现和病理发现

宫颈镜是一项通过正常生理盐水灌洗来检测宫颈管的技术。在欧洲仍有一些临床医师使用。宫颈管内的病变可与外宫颈病变一起进展，或者不常见情况下，仅仅是宫颈管瘤变。

第一种类型，宫颈阴道部 CIN：病变上皮有一半表现为醋酸白色，仅 1/4 病例呈斑点状。有异型血管的角化并不常见，病变扩展至宫颈管时也少见点状血管和镶嵌。然而，病灶部位有时能见到黏膜白斑和异型血管。这些特殊变化的具体原因仍不清楚。

第二种类型，病变只在宫颈管内发展，醋酸白色是常见的表现。点状血管和镶嵌并不常见，或因病变在宫颈管内很难通过阴道镜进行评估。宫颈管内浸润性癌可表现为表面突起、溃疡和乳头状突起。病变通常与黏膜白斑和点状异型血管相关，提示此处病变由癌前病变转变成浸润性癌。

（八）异常（不典型）上皮的鉴别：Schiller 碘试验

Schiller 碘试验最早由 Schiller 在 1929 年提出，被用来描记宫颈可能有癌前病变的区域。富含糖原的鳞状上皮通常完全分化，可被碘着色，产生碘阳性。其他碘不着色的上皮称为碘阴性，这些组织包括柱状上皮、未成熟化生鳞状上皮和浸润性癌。

Lugol 碘溶液是 Schiller 碘试验的原料，合成 1% 碘溶液需要将 2 g 碘、4 g 碘化钾溶于 200 g 蒸馏水中。试验的基本原理是基于碘和糖原的反应。绝经前女性的阴道上皮因富含糖原，可吸收碘并呈深棕色。这就和不含糖原且不能被碘染的区域形成了对比，这些属于碘阴性或 Schiller 阳性区域。

异常（不典型）上皮或含有过量角蛋白的上皮（棘样上皮）是不含糖原的，和碘溶液反应呈特征性的黄色。这些异常的区域会被清晰地标记出来。绝经后，由于体内雌激素水平下降，碘溶液会使阴道产生斑点状棕色外观，而宫颈则呈淡棕色或黄色。

Schiller 碘试验有许多假阳性结果，这种情况并不罕见；尤其可能出现在宫颈有许多未成熟化生上皮时，如近期妊娠后。同样，在先天性转化区发现的大片棘样上皮，也提示 Schiller 阳性和碘阴性。这种情况可能覆盖宫颈较大区域并延续到阴道。

三、宫颈良性湿疣

HPV 感染宫颈会导致两种不同的病变，一种是高危型 HPV 导致的癌前病变，另一种是 HPV6 和 HPV11 导致的不同形态的湿疣。其中以乳头状湿疣最为常见，其上皮增厚形成赘生物；根部为纤细延长的间质干茎，并富含血管。宫颈湿疣表面的角化程度不一。其鳞状上皮类似正常宫颈上皮，由突起的基底层和厚层棘细胞构成。棘细胞层上部可见一胞质透亮的细胞区，这类细胞核周晕扩大，胞质致密，常有双核或多核，称作挖空细胞。

第二种类型为“穗状湿疣”，特点为具有无数纤细的指状上皮突起。细胞内糖原含量不一，可见挖空细胞。

第三种类型为“扁平湿疣”，可位于原始鳞柱交界外侧的原始鳞状上皮。上皮浅层及中层的细胞可见核周空泡、核多形性、胞质致密。

第四种罕见的类型为“内生型湿疣”，其特征为生长于宫颈腺体内，表面突起伴有明显角化。

仅仅通过组织学无法鉴别扁平湿疣与低级别 CIN。病变与 HPV 感染相关，但是无法判断 HPV 型别或病变的自然史。

(一)湿疣病变的阴道镜表现

上述湿疣病变大部分为良性的可逆性病变，但是临床上有时很难与恶性疾病相鉴别。阴道镜下湿疣典型的表现为富含血管的微乳头或羊齿状表面。其病理将在下文中进行介绍。涂抹醋酸后，湿疣表面会变白，而且这种醋酸白色变化会持续存在一段时间。

病灶可以单发或多发，其范围可以超过转化区外缘。随着角化程度的增加，病灶表面可出现隆起或积聚，形成类似大脑皮质的结构，称为“脑回样”或“微卷曲样”病变。这种表现往往很难与早期疣状癌相鉴别，因为这两种病变均可出现疣状赘生物。因此，只有通过活检才能做出最终诊断。

宫颈阴道部被雪白色病变覆盖，并且病变因涂抹醋酸而变得模糊不清。病变突入宫颈管内。宫颈表面可见明显的微乳头状结构，边缘模糊、棱角分明，甚至呈锯齿状。病变完全位于转化区之内，邻近鳞柱交界。但是部分病变突入宫颈管内，给阴道镜下的诊断造成了困难。通过活检可与高级别病变相鉴别。实际上，该部位切除活检结果显示伴有轻微基底改变的扁平湿疣，符合 CIN1 级。

典型的脑回样、微卷曲、排列紊乱的上皮，与 HPV 感染有关。这种改变源于表层下存在的许多细小且管径一致的血管，这些血管之间存在角化过度现象。组织学可见明显延长的乳头，内含一根或多根管径不同的血管。由于上皮增厚、间质乳头延长，最终导致了这些亚临床 HPV 感染病变在阴道镜下表现与异常(不典型)上皮的阴道镜下改变相似，但更加粗糙。

(二)阴道镜下鉴别湿疣与恶性病变

通过阴道镜检查可以鉴别湿疣和浸润性病变。涂抹醋酸前，湿疣表现为质软、色暗红、难以辨认的类肿瘤样病变。乳头聚积在一起难以分辨，但是其中血管清晰可见。这些血管形态迂曲且不规则，有时呈逗点状(似鹿角状)，甚至呈螺旋状。这些血管表现与浸润性癌的血管表现极为相似，特别是乳头状癌或疣状癌。这种现象并不奇怪，因为这两种病变的新生毛细血管均位于结缔组织内，为良性或恶性上皮生长供给营养。

涂抹醋酸前，半透明的鳞状上皮内可见不规则血管。涂抹醋酸后，鳞状上皮变得凝固、不透明，覆盖了血管的轮廓。但是，可以更清晰地看到每个乳头。

（三）HPV 感染和 HPV 感染/CIN 相关病变的病理学表现

前文已经描述了 HPV 感染的各种病理学特征。在阐述宫颈癌前病变的各种诊断方法之间的联系及其导致的问题之前，需要进一步了解 HPV 感染或 HPV 感染/CIN 相关病变的病理学特征。

四、各种诊断宫颈鳞状上皮癌前病变的方法之间的关系

宫颈细胞学检查和阴道镜检查是诊断宫颈鳞状上皮癌前病变的主要方法。然而，这两种方法都有一定的误差。通过阴道镜检查有可能发现某些细胞学检查失败的原因，尤其是假阴性率方面。CIN 级别越高，被异常（不典型）鳞状上皮覆盖的病变区域就越大。此外，相同级别的 CIN 患者中，病变大小，包括面积和深度，均随着患者年龄的增长而增加。不同级别的 CIN 可同时存在，但是宫颈涂片只能体现一种细胞类型，通常是病变面积最广泛的一处。病变越严重（级别越高），病变范围越大。这种现象将会明显影响细胞学结果。

细胞学级别与 CIN 病变范围的密切联系非常重要。细胞学提示，重度核异质 HISL 患者约 2/3 为 CIN3 级，其余 20% 为 CIN2 级，10% 为 CIN1 级或单纯 HPV 感染，小于 5% 的患者未能检出病变。同样，中度核异质 HSIL 患者 1/3 为 CIN3 级，1/3 为 CIN2 级。提示中、重度核异质 HISL 是高级别 CIN 的良好预测因子，即使无法完全反映确切的组织学级别；无论如何，这种方法容易发生判断误差。重度核异质 HISL 伴浸润性癌的风险很高，即使细胞学认为可以排除浸润性癌，也不能忽视这种可能。一些研究证实 20%~40% 的轻度核异质 LSIL 患者最终经阴道镜或切除活检证实为高级别 CIN，其中高达 25% 的患者为 CIN3 级。

潜在的微小 CIN3 级癌前病变常常难以发现，因为其通常伴有大面积的 CIN1 级病变，而细胞学刮取所得到的细胞多来自大面积病变，因此可能提示轻度核异质（LSIL）。在许多病例中，如果重复进行细胞学检查，最终会发现重度核异质细胞，从而发现 CIN3 级病变。

在判断病变是否伴有浸润性癌风险时，细胞学、阴道镜和病理学检查结果有一定的相关性。阴道镜结果示低级别癌前病变可能原因为 HPV 亚临床感染或 CIN1 级。阴道镜下这类病变一般较小，与低级别细胞学异常（LSIL，如临界性或轻度核异质）相关。小部分患者会自然消退，病变为浸润性癌的风险极低。另一方面，高级别病变具有典型

CIN2 级或 CIN3 级的特征，可通过细胞学、组织学和阴道镜检查确诊，并且浸润性癌风险较高，治疗后复发率高。而且，病灶中 CIN3 级成分的大小、相对应的 HSIL 细胞学（中度或重度核异质）与发生浸润性癌及治疗后复发密切相关。

高级别上皮内瘤变（CIN3 级）与低级别癌前病变之间存在交集，即 CIN2 级和微小 CIN3 级病变。这些微小病变可能会进展变大，但是伴有浸润性癌的风险不高。其宫颈涂片可以有许多种结果，大多数细胞学检查显示低级别病变，但组织学检查显示高级别 CIN3 级的情况均为这种微小病变所致。

五、诊断方法相关实例——HPV 感染/CIN1/LSIL 病变

1. 病例 1

一位 22 岁女性，宫颈涂片（图 5-3）示低级别（轻度核异质/LSIL）病变，偶见角化不良、双核的挖空鳞状细胞，无其他特征（视野中心细胞）。细胞核变化包括细胞核直径相对增大。

宫颈后唇转化区内可见明亮、半透明的醋酸白色上皮，边缘模糊，下缘邻近原始鳞柱交界（虚线所示），向上延伸至新鳞柱交界（箭头所示）。图 5-4 高倍镜所示包围在原始柱状上皮，活检结果示 HPV 感染，基底上层细胞增殖提示基底细胞增生或 CIN1 级。

综合分析细胞学、阴道镜结果和组织学，结果为 HPV 感染/CIN1 级/LSIL。

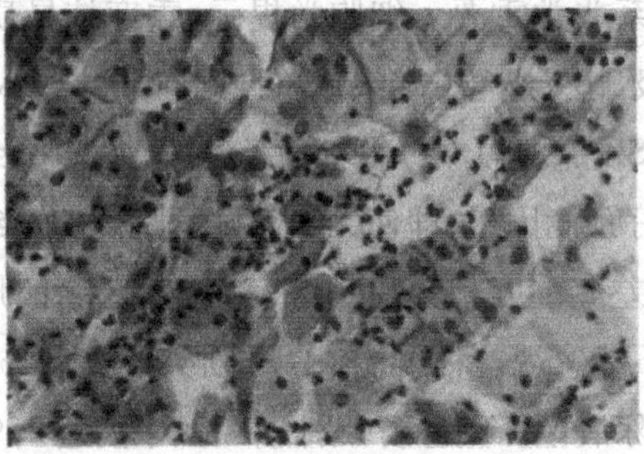

图 5-3　宫颈涂片示低级别（轻度核异质/LSIL）病变

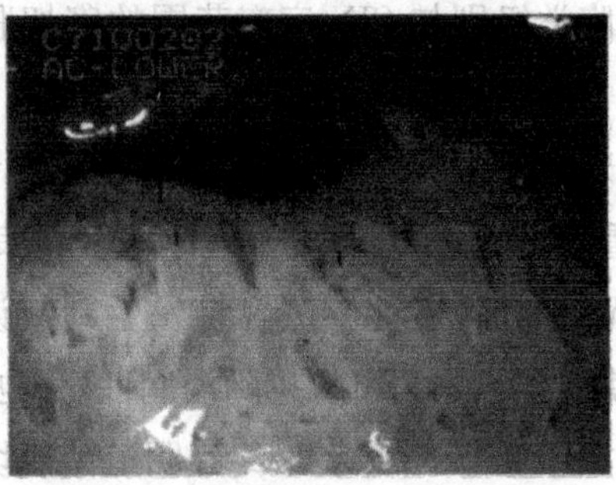

图 5-4　高倍镜所示包围在原始柱状上皮

2. 病例 2

一位 24 岁女性，宫颈涂片示典型挖空细胞和轻度核异质细胞（LSIL），强烈提示 HPV 感染。图 5-5 示宫颈镜检查结果，宫颈后唇一块不典型（异常）上皮（1）与宫颈其他部位的不成熟化生改变（2）相关。图 5-6 为不典型（异常）上皮的高倍镜图像，显示规则的镶嵌上皮（0）与（2）处的不成熟化生上皮相毗邻，箭头示新鳞柱交界。（1）处点活检结果示 HPV 感染的典型特征，伴或不伴 CIN1 级（LSIL）。上皮浅层内可见挖空细胞，伴有基底细

胞增殖。细胞核异型改变非常轻微,但可见明显的多核细胞,间质正常。

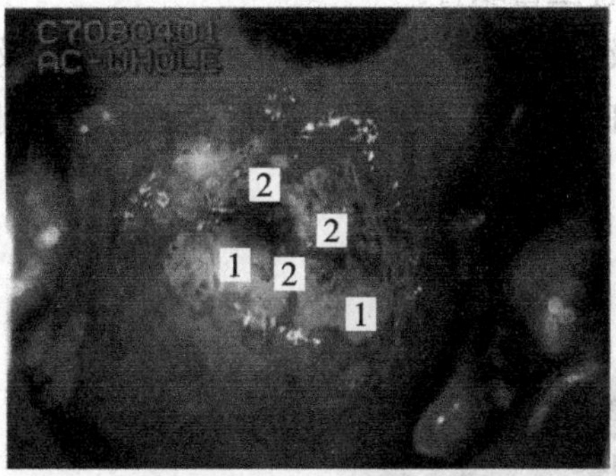

图 5-5 宫颈后唇一块不典型(异常)上皮(1)与宫颈其他部位的不成熟化生改变(2)相关

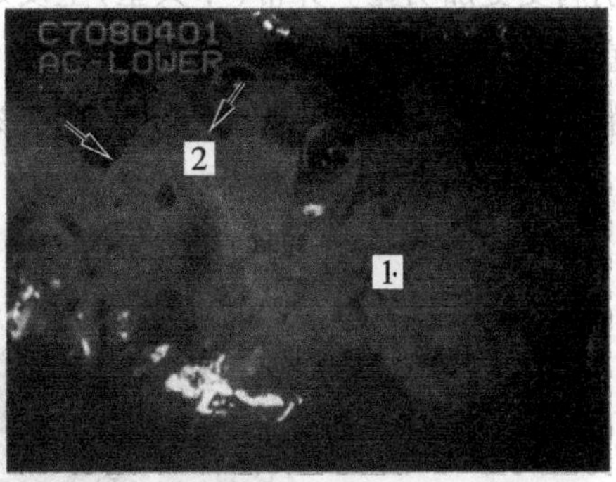

图 5-6 不典型(异常)上皮的高倍镜图像,显示规则的镶嵌上皮(0)与(2)处的不成熟化生上皮相毗邻,箭头示新鳞柱交界

3. 病例 3

图 5-7 为另一个低级别病变的病例,26 岁女性的细胞学结果见挖空细胞和核异质细胞,提示 CIN1 级和湿疣病毒感染(LSIL)。阴道镜检查结果示明亮的醋酸白色上皮,边缘模糊不规则,同样提示低级别病变。可见卫星灶。活检结果示扁平湿疣,伴有大量挖空细胞。不典型细胞贯穿上皮全层,中层和浅层部分细胞分化,伴基底层异常改变。这种改变与 CIN1 级/LSIL 病变表现一致。

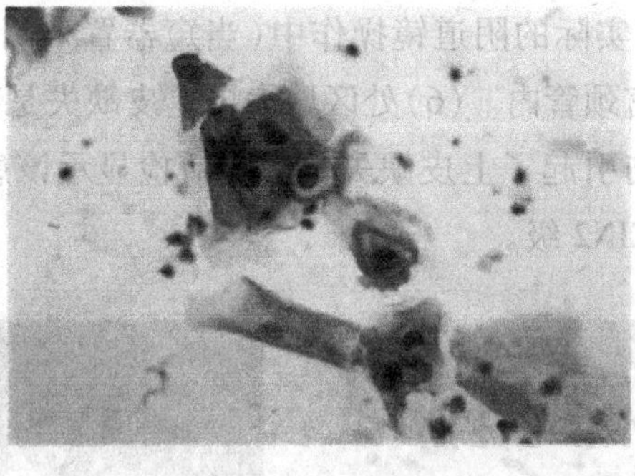

图 5-7 CIN1 级和湿疣病毒感染(LSIL)

4. 病例 4

一位 29 岁女性的宫颈涂片结果提示 CIN2 级(图 5-8)。这些中间型细胞有明显核异质改变,部分为双核,伴有挖空细胞 E 阴道镜显示与高级别病变一致。涂抹醋酸后,转化区广泛变白,病变表面轮廓轻微隆起。醋酸白色变化没有之前的低级别病变明显,而是呈暗白色。病变的下缘边界锐利,这是阴道镜下鉴别低级别和高级别病变的重要标

志。原始鳞状上皮与异常(不典型)上皮改变在阴道镜下的色泽差异显著,高级别病变比低级别病变更加明显。异常(不典型)上皮延伸至宫颈管。

宫颈后唇点活检结果示上皮浅层 CIN2 级,不典型的基底层细胞增加,范围侵及上皮厚度的 1/2。存在核异型性和核深染。多核细胞常见,具有核分裂象的细胞延伸到上皮中层。最终组织学诊断为 CIN2 级。

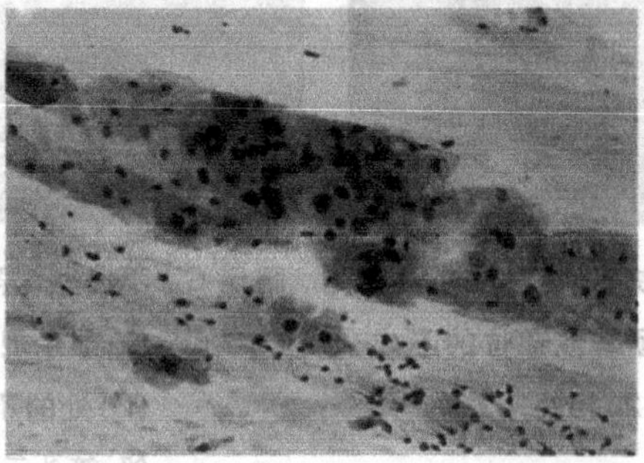

图 5-8 宫颈涂片结果提示 CIN2 级

5. 病例 5

一位 31 岁女性患有重度核异质(HSIL)(图 5-9)。细胞核和胞质均出现异常,核大、深染,且大小不等、形态不规则。胞质表现多样,宫颈涂片结果提示典型的高级别病变。

图 5-10 示阴道镜检查结果,转化区内,尤其是宫颈前唇(1)处可见厚醋酸白色上皮。(2)示病变内侧缘,(3)处醋酸白色较浅。(4)处宫颈管外侧缘,其他部分可见不明显、无可疑病变的上皮,但(5)处可见明显的异常上皮。新鳞柱交界上缘在宫颈前、后唇均清晰可见(箭头所示),但是在实际的阴道镜操作中(当窥器置入阴道的情况下),这种异常(不典型)上皮会回缩至宫颈管内。(6)处区域表层上皮缺失是高级别病变的特点之一;本例患者是检查操作损伤引起了上皮缺失。切除活检显示该患者为中央型 CIN3 级损伤,周围伴有 CIN1 级和 CIN2 级。

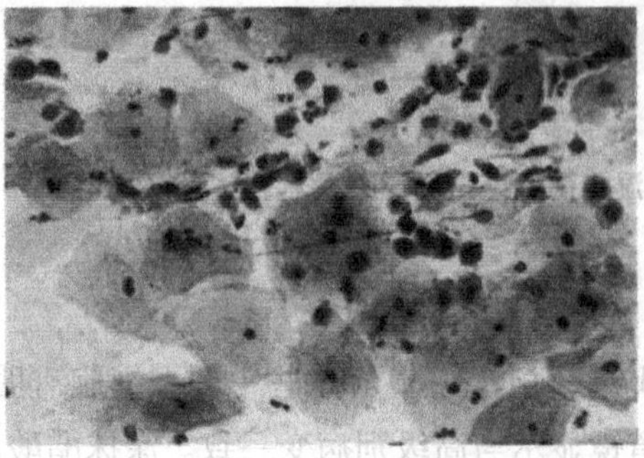

图 5-9 重度核异质(HSIL)

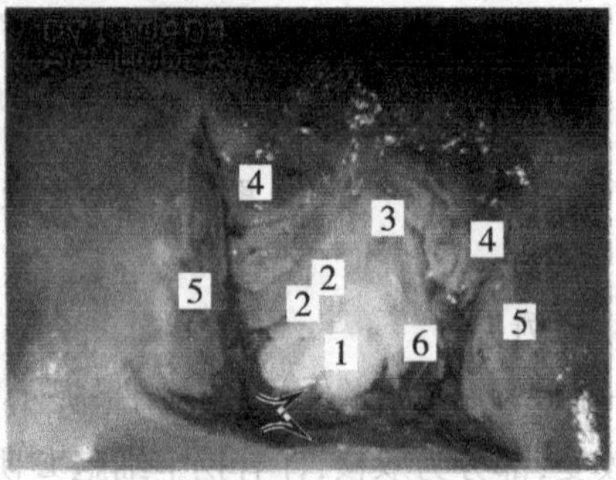

图 5-10 阴道镜检查结果

六、早期浸润性病变的诊断

(一)早期浸润性鳞状细胞癌:阴道镜诊断

阴道镜通过一系列特征性表现来诊断早期浸润性癌。除了前文所述与高级别上皮病变相关的表现外,早期浸润性癌还有一些特殊的改变,包括:①病变大小。②病变内同时存在不同类型上皮细胞。③血管密度增加。④溃疡形成。

早期间质浸润深度仅几毫米,在阴道镜下很难诊断。许多来自宫颈腺体的病灶同时伴有 CIN3 级,阴道镜下观察到的只是浸润灶从基底部延伸出来的表层上皮。病灶大小是早期浸润性疾病的重要指征。异常(不典型)上皮的面积越大,越可能存在早期浸润性病变。许多研究表明,伴有基质浸润的 CIN3 级病灶面积比没有发生浸润的 CIN3 级病灶大数倍。

上皮和间质血管增多也提示浸润性病变,前文所述的毛细血管间距增宽、异型血管、表面不规则等都是高级别病变的特征性表现。然而,许多文献中报道并不是所有的早期浸润性病灶都与异型血管相关。某些病例中可见更复杂的上皮异常,如醋酸白色上皮增厚、点状血管、镶嵌、不规则点状表面隆起、病变范围面积大,这些改变较异常血管更常见。

上皮表面溃疡在早期浸润性病变中并不少见。因此,诊断早期浸润性病变需要联合阴道镜检查和病理学指征。国际妇产科联盟(FIGO)发表的相关声明规定了一系列形态参数,并划定了早期浸润性病变的范围。FIGO 将宫颈早期浸润性癌归为Ⅰa 期,此期只能在显微镜下诊断,又进一步分为Ⅰa1 期和Ⅰa2 期。Ⅰa1 期定义为显微镜下浸润深度不超过 3 mm,Ⅰa2 期定义为显微镜下间质浸润深度不超过 5 mm,浸润深度是指被覆上皮或腺上皮突破基底膜深入间质的垂直距离。对于Ⅰa 期病变,另一个重要的参数是病变浸润深度不能超过 7 mm。同时应注意观察其他特征,例如毛细血管(内皮)间隙浸润和特定的组织生长模式,如融合状、喷射状或指状浸润。早期浸润更高级别的病变有时称为阴道镜下可疑/明显浸润性癌。很多病变浸润深度超过 5 mm。

下面我们来看一个病例,患者阴道镜检查怀疑为早期浸润性病变。涂抹醋酸和生理盐水后,可见病变的不同特点。涂抹醋酸后,血管不明显,而涂抹生理盐水时血管明显可见。比如有的患者上皮变白非常明显,可见厚醋酸白色上皮,还有部位表面不规则,病变边缘锐利。图中异常(不典型)上皮的色泽与正常上皮有明显差异。病变范围广泛,几乎累及整个宫颈阴道部,应高度怀疑早期浸润。病变上缘,也就是新鳞柱交界,位于宫颈管内,阴道镜下无法看到。

图 5-11 中可见明显异常的血管。尤其是宫颈前唇,可见粗点状血管和镶嵌。轻轻

涂抹生理盐水时,宫颈管即有出血。这种接触性出血是高级别上皮病变的另一个可疑特征。

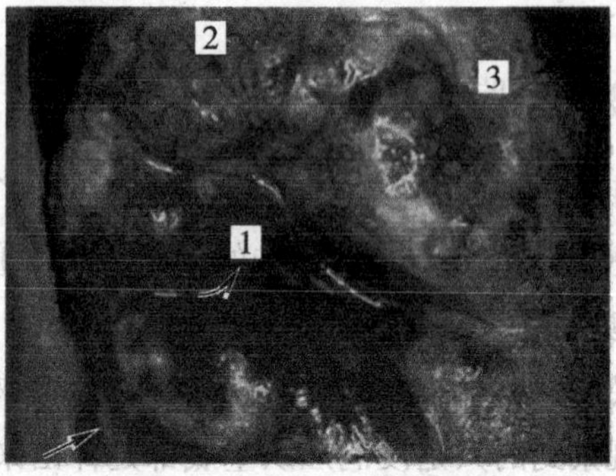

图5-11 明显异常的血管

阴道镜下高级别病变有一个特征性表现,可能与早期浸润相关。异常(不典型)上皮内出现簇状腺体。在这种病例中,异常(不典型)上皮环绕腺体的分泌管,形成袖套样结构,并伴有不同深度的浸润。涂抹醋酸后,表现为比周边病变更白的圆点,中央可见深色的小孔或裂隙。偶尔表现为环绕腺开口隆起的边缘。某些良性病变中也可见明显的腺体开口,例如当上皮正常或为棘样上皮时,腺开口周边的环不太明显,且较相对应的高级别病变薄。

在某些病变中,腺体隐窝位于上皮下,可能没有明显的开口。也有可见非常广泛的异常(不典型)上皮,点活检结果示高级别病变,广泛累及宫颈前唇并延伸入宫颈管中。活检后可见暴露的腺隐窝,有黄色黏液渗出。异常上皮表面未见腺体开口。必须重视这种现象,因为它意味着异常(不典型)上皮可通过腺体裂隙延伸入间质深部。

(二)病理学在诊断中的重要性

如前文所述,阴道镜下评估早期浸润性癌非常困难,只有通过组织学才能最终确诊。早期浸润镜下表现为微小的芽状浸润穿过基底膜,进入间质。这些细胞来源于 CIN3 级病变,且与其表现一致。当浸润发生时,这些细胞与 CIN3 级病变细胞相比差异较明显。常伴有局部淋巴细胞引起的间质反应。肿瘤组织侵入间质也会造成组织水肿。

随着病灶的进一步浸润,淋巴管道会受累,之后广泛侵入宫颈周围的间质和组织。除非连续薄切片镜检,否则很容易漏诊超出范围的早期浸润性病灶。为了明确诊断,需要将组织块切成 25 ~ 40 片。若切片过少,细微病灶就会被忽视,这种错误在临床操作中很常见。举例来说,一位 47 岁患者的宫颈涂片,提示鳞状细胞癌。宫颈阴道部有一片灰白色病变,基底不规则。病变周围有一圈沟槽,表面轮廓明显不规则,提示浸润性病变。此区域与周围组织的色泽明显不同,凹陷区域的基底部可见异常血管。宫颈外口上方及周围区域同样有明显异常改变，提示高级别病变。

宫颈多点活检病理标本示病变的内部可见癌组织，浸润深度为 3 mm。然而，病变外侧（灰白色区域）示大量癌症细胞侵犯淋巴管。正确诊断对于选择合适的治疗方案是极其重要的。只有多处取材切片才能确保一些微小的高度浸润性病变（如淋巴受累）不被忽视。

广泛的高级别病变，病变中心红色区域提示浸润性癌。宫颈锥切后送病理，虽然做了 34 张切片，但是只在 3 张切片中发现了微小的浸润性病变（浸润深度为 3.5 mm），其余部分为 CIN2 级或 CIN3 级。阴道镜检查估计病理可能为广泛早期浸润性病变。

同一个宫颈不同部位的病变浸润深度可能不同。切除活检结果示浸润深度为 2 ~ 5 mm，而阴道镜很难预测浸润深度。

七、临床前浸润性癌（阴道镜诊断/疑似）：阴道镜及病理学检查

有很多早期浸润性癌无法通过传统的检查方法发现，如宫颈触诊、宫颈探查及宫颈管搔刮。这些病变称为临床前浸润性癌，而使用阴道镜放大检查后大多数病变清晰可见，也称为阴道镜疑似/诊断浸润性癌。此前，这类病变被看作 Ⅰb 期隐匿性宫颈癌，特指间质浸润大于 5 mm 的单一病灶或融合灶。这些病变在阴道镜醋酸染色后有明显的形态特点：病灶边缘明显隆起；表面轮廓不规则，呈“山脉样”表现；血管明显异常，直径、大小、形状、走行和分布多样。必须强调的是，前文所述的微小浸润性癌（Ⅰa1 期和Ⅰa2 期），也被认为是临床前浸润性癌和早期浸润性癌如Ⅰb1 期。

图 5-12 ~ 图 5-14 为 3 个经阴道镜和病理学确诊的早期浸润性癌患者的病理标本，患者没有明显的浸润性癌的临床表现。后面 3 个病例也同样是在行阴道镜检查后才发现的浸润性癌，病变局限于宫颈，且阴道镜下测量病变范围大于Ⅰa 期，因此分期为Ⅰb 期。图 5-15 的患者行宫颈涂片提示高级别病变，遂行阴道镜检查，进而才诊断为癌。该病变最终诊断为宫镜内生型早期浸润性癌Ⅰb1 期。然而，肉眼观察宫颈基本正常，直到做阴道镜才发现异常，患者无任何临床症状或体征。

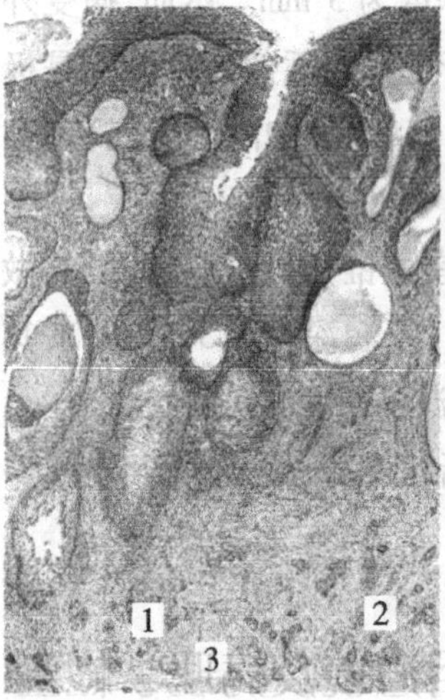

1、2 示肿瘤细胞线样浸润间质;3. 达 7 mm

图 5-12 Ⅰb1 期鳞状细胞癌

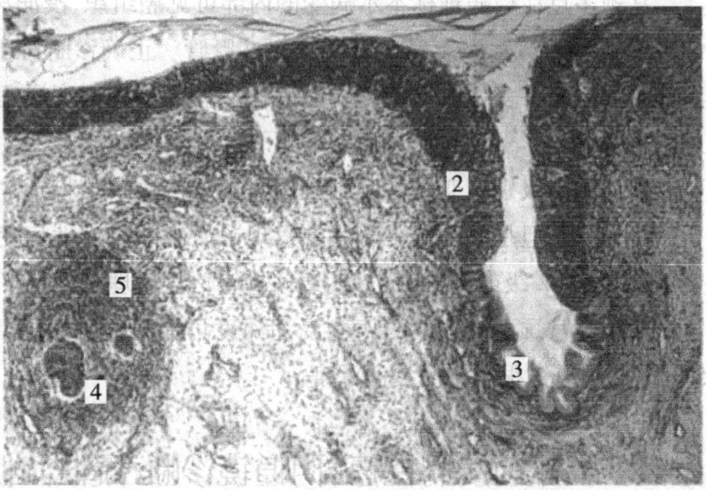

1. 累及腺体;2. 腺体;3. 本身深入间质 5.5 mm;4. 示局部微浸润灶;5. 可见大量小圆细胞浸润,从不同方向测量,浸润深度分别为 4.5 mm 和 9 mm

图 5-13 宫颈 CIN3 级病变

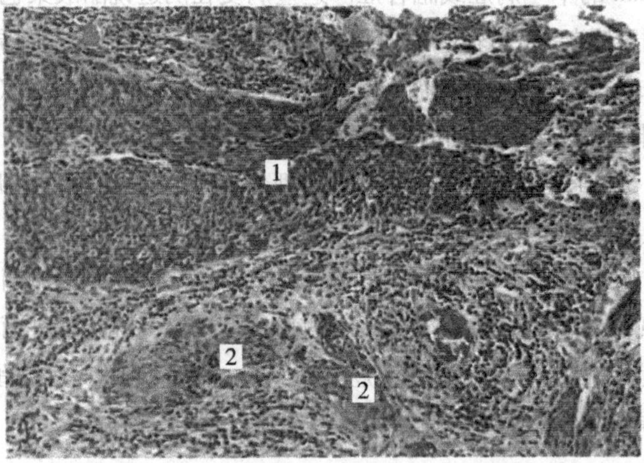

图 5-14 1. 示宫颈 CIN3 病变;2. 示间质中的癌巢。病变浸润深度 7 mm,Ⅰb1 期。然而,图中所示切片浸润深度仅为 1.5 mm

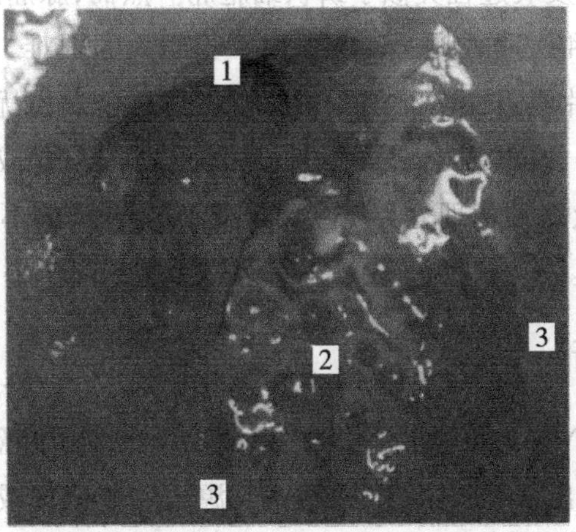

1. 示宫颈管;2. 示小的肿瘤内的异型血管,

3. 示肿瘤边界锐利

图 5-15 阴道镜检查

最初诊断为“柱状上皮异位伴接触性出血”,行阴道镜检查后确诊为恶性病变。不幸的是,当病变侵犯大部分的宫颈后,患者才出现临床症状。此例为临床 I b2 期宫颈癌(病变大于 4 mm),两次脱落细胞学结果均不满意。比如起初诊断为“良性息肉伴接触性出血”,行阴道镜检查后发现了延伸至宫颈管的异型血管。与前一个病例一样,细胞学结果不满意。

细胞学结果异常以及宫颈外观可疑需要进一步做详细检查,均为阴道镜的指征。同样,若临床发现异常体征,如接触性出血,也是阴道镜的明确指征。

八、宫颈腺上皮癌前病变

(一)流行病学

宫颈腺癌和宫颈癌前病变也属于 HPV 感染相关的生殖道病变。一系列研究证实了高危型 HPV 感染在宫颈腺癌和宫颈腺上皮癌前病变患者中占据很大比例。宫颈腺癌非常复杂,目前已知有许多不同的组织学类型。同样,AIS/宫颈腺上皮内瘤变(CGIN)也很难诊断。

与鳞状细胞癌相比,宫颈腺癌和腺鳞癌并不常见,仅占宫颈原发恶性肿瘤的 10%。然而,来自不同国家的大量研究表明,宫颈腺癌的发病率近 10 年内逐年上升。不幸的是,年轻女性,尤其是 35 岁以下女性宫颈腺癌的发病率显著增加。文献报道的中位发病年龄为 33 ~ 42 岁,最年轻的患者为 22 岁。

宫颈浸润性腺癌的发展过程类似于鳞状细胞癌。然而,腺癌的癌前病变目前尚未充分明确,给阴道镜医师和病理医师的诊断造成了相当大的困难。诊断的难点在于:许多研究表明,宫颈腺癌涂片假阴性率高于鳞状细胞癌。更令人担忧的是,大多数宫颈腺癌以及高级别 CGIN(AIS)或因鳞状上皮内病变活检而意外发现,或被长期归类为“临界性腺细胞”(英国阴道镜及宫颈病理分类协会)或“未明确意义的不典型腺细胞”(AGCUS;TBS),造成病情的延误。

(二)阴道镜诊断

目前没有关于 CGIN(AIS)确切的阴道镜下征象。在许多腺癌病例中,极少有患者仅根据阴道镜结果就诊断出 CGIN。大多数病变起源于转化区内或转化区周边,病变区域见醋酸白色上皮,其内有单个或融合的非连续的绒毛,是 CGIN 的一个可疑特征,但是大多数患者周围绒毛可能表现正常,CGIN 病变常常同时伴有 CIN。腺体开口周围无白色簇状隆起,病变表面隆起、高低不平,以及坏死伴大量异常血管,可能是 CGIN 和早期腺癌的重要征象。

大多数阴道镜医师无法轻易辨认 CGIN,因为这种病例罕见,缺乏明显特征。这可能是由于 CGIN 经常只表现为上皮轮廓的微小改变,而肿瘤腺体则被覆盖于表面上皮之下。尽管如此,Wright 等人(1995 年)描述了一系列疑似原位腺癌(AIS)的阴道镜表现,包括 8 项病变表面或血管结构变化,描述如下。

(1)病变表现见隆起、高低不平的醋酸白色上皮,通常位于柱状上皮之上,但是不与鳞柱交界毗邻。这些病变可表现为一个单纯的隆起,边界清晰,表面不规则,或涂抹醋酸后表现为醋酸白色绒毛融合,呈斑块状分布,类似于未成熟的鳞状上皮化生。这些斑块可能与鳞状上皮边界无关,而高级别鳞状上皮内病变常常与鳞状上皮边界连续。

(2)阴道镜下发现大的腺体开口,分泌大量黏液,是另一个异常阴道镜表现。

(3)偶尔可见乳头状病变,与绒毛融合相关,形态类似早期鳞状上皮化生。亦可见上皮“出芽”现象。

(4)上皮“出芽”现象可能是由于组织增生形成的膨胀、圆润的突起。这种外观应与早期未成熟鳞状化生上皮相区别。基底非常宽,可同时伴有指状、乳头状突起。

(5)涂抹醋酸后,病变色泽红白相间,类似于未成熟化生上皮的表现。然而其上皮表面易碎,常有大的腺体开口。

CGIN 与浸润性腺癌可同时存在异型血管结构。最常见“废线头状”“卷须状”血管,也可见单个或多个点状血管,以及其他异常血管改变。

在典型情况下,腺上皮癌前病变阴道镜下表现与前文所述 AIS 类似。但是在某些情况下,病变表现极其轻微。即使高级别腺上皮内病变也可能缺乏阴道镜下特征在某些情况下 CGIN/AIS 进展为早期浸润性癌后,阴道镜下也可能没有明显改变。

关于宫颈癌前病变的定位研究表明，病变受累腺体可能浸润间质深达 5 mm。浸润腺导管长度在 0.5～25 mm，平均长度为 12 mm。如果从宫颈外口开始测量，少数病变长度可达 30 mm。多灶性病变发生率约为 15%。行切除活检时必须考虑到这些表现。

（三）与治疗相关

对于 CGIN 同时伴有鳞状上皮内病变（如 CIN）的病例，若行消融治疗（冷冻消融或 CO_2 激光消融），AIS 的成分可能会和远端鳞状上皮病变一同被破坏，从而被遗漏。据报道，因 CIN 行常规宫颈环形电切术或转化区大环形电切术（LLETZ/LEEP）的患者，CGIN 的患病率为 2%。据估计一半的 CGIN 患者同时伴有鳞状上皮异常（如 CIN），而且常为高级别病变，阴道镜下清晰可见，但 CGIN 病变常常接近甚至位于宫颈管内，或者隐匿于化生上皮以下，或位于不典型（异常）转化区内，阴道镜下不可见。这种情况下细胞学只能发现病变中异常的鳞状上皮成分，从而影响阴道镜医师对腺上皮病变的处理。事实上，阴道镜下点活检仅能发现鳞状上皮病变，而 CGIN 病变只有在切除活检或子宫切除后才会被发现。

九、阴道镜下诊断早期宫颈腺癌

一些宫颈 AIS 典型特征，镜下可见厚醋酸白色上皮，绒毛融合呈斑块状，位于转化区内。然而，许多腺癌患者阴道镜下表现不具有特异性，如之前讨论过的两个病例。另外一个相似的病例也发现了镜下早期浸润性腺癌的证据。因此，当腺上皮发生早期浸润性病变时，可能不会出现明显的特征性改变，临床医师极易漏诊。

早期腺癌有一些典型的阴道镜下表现。涂抹醋酸前，柱状上皮内出现的乳头状结构，色淡黄，偶尔伴有出血而呈红色。涂抹醋酸后，病变变为奶白色。每个乳头均增大，但是大小不均一，上皮内可见大的腺体开口。腺体开口形态类似前文所述 AIS。

第二种类型的早期腺癌，转化区内上皮增厚、灰暗、呈淡橘色，血管形态异常。阴道镜下可见其由异型血管组成。

某些外观并不常见，如表面组织颗粒状，伴有异常血管或病变分泌大量黏液。后者宫颈增大，质硬，表面覆盖大量渗出物。

宫颈管大息肉最终诊断为早期腺癌。同样，早期乳头状腺癌可能被误认为大片的宫颈柱状上皮异位。病变同样易被误诊。若细胞学或临床可疑腺癌，必须仔细进行阴道镜检查，可疑部位应行切除活检。

以上提示我们，某些早期和晚期腺癌可能不具有任何临床前表现，甚至在阴道镜下也不具有可疑外观。转化区和正常原始鳞状上皮之间有一片色泽异常的区域为宫颈管。放大宫颈后唇发现异型血管和几处溃疡灶。血管分支增多，分布形态不典型，特别是在照片的右半部分更为明显。进一步检查宫颈管,发现一片白色的乳头状上皮,以及有接触性出血的异常血管。宫颈切除活检(VanGieson 染色),病理结果提示腺癌侵入间质。

比如宫颈管内小息肉也可能包藏有内生型腺癌。宫颈外口可出现小肉芽,宫颈涂片提示腺细胞异常。宫颈切除活检提示早期腺癌。比如一位 60 岁女性,15 年前曾行子宫次全切除术。该患者曾每日口服双烯雌酚 5 mg,最近一次宫颈涂片提示鳞状细胞癌,遂行阴道镜检查。涂抹醋酸后,宫颈外口出现一片小的醋酸白色上皮。切除活检病理示宫颈管内有 CIN3 级病变,但是其他部位宫颈管内有一处明显的腺癌病灶。不幸的是,这位患者已经出现了髂淋巴结转移。这两个病例显示,宫颈管涂片对于转化区回缩至宫颈管的患者具有很好的监测价值。第二个病例也提示细胞学监测对于子宫次全切除后保留宫颈的患者是有益的。

对于不同的浸润性腺癌的病例,其中某些病例同时合并有鳞状细胞癌。这些病例旨在对上述所讨论的意见加深印象,即腺癌的诊断相当困难,尤其是与良性疾病如宫颈柱状上皮异位的鉴别诊断。

第六章 子宫颈浸润癌的诊断

第一节 子宫颈浸润癌的临床表现

子宫颈浸润癌患者年龄跨度较大,15～85 岁不等,发病高峰年龄在 50 岁左右。但根据相关报道,近年宫颈癌有明显年轻化趋势。国外报道显示:英国 1981 年 50 岁以下宫颈癌患者仅占新发癌症患者 1/3,病死人数约占癌症患者死人数的 1/5;2001 年,其 50 岁以下患者占 2/3,死亡人数占 1/2。

一、症状

子宫颈原位癌及早期浸润癌临床表现常不甚明显,有报道显示,33%～81% 的早期浸润性宫颈癌患者可无任何临床症状,部分患者可能出现如下表现。①阴道出血:可表现为经期延长、同房后出血、月经间期阴道不规则出血等。②白带异常:白带增多,清涕样。③疼痛:此期患者常在体检中发现。

而晚期子宫颈浸润癌患者常有明显临床表现,主要表现为阴道不规则出血、阴道排液、疼痛等。

(一)阴道出血

阴道不规则出血常为宫颈癌最早出现的临床表现,80%～85% 的浸润癌患者可表现为不同程度的阴道出血症状,出血方式可以为阴道接触性出血、不规则阴道出血,以及绝经后阴道出血。外生型宫颈癌导致的大量阴道出血可能诱发失血性休克,应予以一定重视。在宫颈癌出现临床表现之初,月经延长可能为唯一表现;对尚未绝经的患者而言,此症状可能被长期忽视,而不能及时就医。此外,还可能存在诸如同房后不适或阴道轻微出血、非经期点滴样出血等其他表现。相较于前者,后者更能引起患者注意,从而早期就医;医师应对此类患者高度重视,尽量寻找出血原因。同时,对于合并有宫颈其他良性病变或生殖道炎症的浸润性宫颈癌患者,常可因细胞学、阴道镜或宫颈活检假阴性而误诊;因此,对于此类患者应加强治疗后随访。对于绝经后妇女而言,绝经后阴道不规则出血或白带早期异常往往可以引起患者注意而促使其及早就医。需要注意的是,阴道出血并不是宫颈癌的特异性临床表现,生殖道的其他疾病也可能引发阴道出血。相关文献显示,由宫颈癌引起的阴道出血不足1%,故需要和其他引起宫颈出血的疾病相鉴别。

(二)阴道分泌物增多

在肿瘤发生初期,肿瘤组织刺激宫颈腺体,导致分泌亢进,产生大量黏液状白带。因此,在发现明显阴道不规则出血症状前数月,患者常有少量而持续性水样白带症状出现。

晚期患者,由于肿瘤组织大量坏死,溢出大量浆液性液体,颜色常为黄色或淡黄色,故称为“黄带”,并可能伴有数量不等的小块脱落肿瘤组织。此外,由于创面持续暴露,细菌(特别是腐败性细菌)入侵,可产生腐臭样气味。同时,此类分泌物对女性黏膜刺激很大,易引发阴道炎。若宫颈管为肿瘤组织阻塞,分泌物流出不畅,潴留于宫腔内,形成宫腔积脓,患者可出现剧烈的下腹痛及发热等感染症状。当细菌毒力与人体抵抗力之间稳态失衡时,将可导致脓毒血症或败血症。若医治延迟,脓肿破溃进入腹腔,则情况可能更为严重。

(三)疼痛

疼痛是晚期宫颈癌的症状。由于宫旁组织中的交感神经受到瘤体组织挤压或遭受肿瘤浸润侵犯,晚期子宫颈浸润癌患者可有明显疼痛症状,并进行性加重。此类疼痛可表现为单侧性或双侧性,初始发生部位可位于下腹部、腰骶部,表现为胀感或钝痛,并逐步向腰部、大腿、膝部放射,甚至可累及踝部、趾部。肿瘤压迫(侵蚀)输尿管,管道狭窄阻塞导致肾盂积水,表现为一侧腰痛,甚至剧痛,进一步发展为肾衰竭,以致尿毒症。淋巴系统受侵导致淋巴管阻塞,回流受阻而出现下肢水肿和疼痛等症状。通常而言,肿瘤蔓延越广,疼痛越明显,波及范围也越大。

(四)压迫症状

早期宫颈癌不会出现压迫症状;晚期宫颈癌由于肿瘤向周围组织、器官浸润转移,常出现相应器官受累的表现。若肿瘤侵犯阴道前壁或膀胱,可表现为会阴部疼尿频、尿急、尿痛、下坠和血尿;若侵犯直肠,可表现为直肠刺激征、骶尾部疼痛,甚至直肠阴道瘘;若侵犯输尿管,可表现为输尿管、肾积水、腰背部隐痛不适;若侵犯主动脉,可表现为上腹部疼痛;若累及盆侧壁压迫血管或淋巴管,可引起下肢血液和淋巴回流障碍,从而出现下肢水肿。

（五）转移症状

晚期浸润性宫颈癌可出现远处转移，根据转移部位不同，表现也不同。淋巴结转移可随淋巴液回流方向，依次出现盆腔淋巴结、腹主动脉旁淋巴结及锁骨上淋巴结转移等。其中，锁骨上淋巴结转移可表现为淋巴结无痛性、进行性长大，活动度差，淋巴结穿刺常可见转移的癌细胞；肺转移可表现有咳嗽、咯血、胸痛、气急等；此外，还可能出现骨、肝脏、皮下等部位的转移。

（六）全身症状

早期宫颈癌患者一般无明显的全身症状。晚期宫颈癌患者由于肿瘤的消耗，可出现消瘦、贫血、全身恶病质等表现。此外，还可因肿瘤热或继发感染导致体温升高。

二、体征

大多数早期浸润性宫颈癌患者全身体征并无明显异常。对于进展期患者，可出现锁骨上或腹股沟淋巴结肿大、下肢水肿、腹腔积液、肺部听诊呼吸音降低。查体时，早期浸润癌的宫颈肉眼观可能是正常的。待出现肉眼可见的病灶时，可呈现不同外观：可表现为外生性或内生性生长；可表现为“息肉样”结节、乳头状组织或筒状宫颈；亦可表现为宫颈溃疡或颗粒样肿块；或坏死样组织。

在双合诊中，早期外生型浸润性宫颈癌可能扪及轻度肥大的宫颈，质偏硬；晚期则宫颈菜花样、结节样改变或形成溃疡。偶尔可以触及增大的子宫，这可能由肿瘤侵袭和生长引起。此外，若宫颈癌组织阻塞了液体外流，则可能出现宫腔积血或积脓。晚期宫颈癌患者可能会有阴道受累。

（一）全身体征

妇科检查为此类患者查体的重点，但全身性检查依旧重要，特别是浅表淋巴结的检查。由于晚期浸润性宫颈癌可以出现多个部位的远处转移，有些部位的转移可以通过查体发现：如锁骨上、腹股沟淋巴结转移、皮下转移均可能触及肿大、融合、活动度差的淋巴结，细针穿刺活检可确定淋巴结是否为肿瘤受累或为炎性肿大。

（二）宫颈体征

早期的浸润性宫颈癌宫颈病灶可表现为小型溃疡或乳头样病灶，即宫颈表面红润，轻度肥大，质偏硬黏膜表面见深浅不一的上皮破坏，呈颗粒状的粗糙面，触之易出血，难以与普通宫颈糜烂等慢性宫颈良性病变鉴别。随着病情的发展，肿瘤的形态开始多样化。根据肿瘤的生长方式和形态，子宫颈浸润癌的大体分型有以下 4 种。

1. 糜烂型

宫颈外形可见，肉眼看不到肿瘤，表面糜烂样，也可呈颗粒样粗糙不平，质地较硬，触摸易出血。这种类型多见于早期浸润性宫颈癌。

2. 菜花型

属外生型肿瘤，癌瘤生长像菜花样自宫颈向阴道内生长，瘤体较大、血供丰富、质地较脆、接触性出血明显、常伴有感染和坏死灶并存。此型癌瘤较少侵犯宫旁组织。对此型宫颈癌患者在进行宫颈部位查体时，应缓慢推入窥阴器，同时充分视诊，避免一次性直接推入，造成瘤体破裂大出血。

3. 结节型

属外生型肿瘤，癌瘤自宫颈外口向宫颈表面形成团块状结节，或者多个结节融合在一起形成大团块，有明显的突起，常常伴有深浅不等的溃疡形成，质地较硬或坚硬，触诊时出血明显。

4. 溃疡型

属内生型肿瘤，癌瘤自宫颈向宫腔内呈侵蚀性生长，形成溃疡和空洞，有时整个宫颈和阴道穹隆部组织溃烂而完全消失，边缘不规则，组织坏死、质地较硬、分泌物恶臭。此型多见于体质虚弱、体形消瘦、一般状况较差的患者。

（三）宫体

晚期宫颈癌还可以向宫体部浸润，导致宫体固定，活动性差；若有宫腔积脓，可出现宫体增大、触痛明显、高热等症状。

（四）阴道及穹隆部

随着病情的进展，癌灶常会累及阴道穹隆，导致穹隆变浅甚至消失。侵及阴道时，可导致阴道狭窄、阴道壁组织发硬、弹性降低。视诊时可采用透明材质的窥阴器，以充分观察阴道情况，避免漏诊。

（五）宫旁组织、膀胱、直肠

由于癌灶向周围组织蔓延，宫旁组织受累，使主韧带、骶韧带形成结节状或团块状病灶，致使宫旁组织增厚、挛缩、质地变硬；其后若进一步侵犯盆壁组织，可形成“冰冻骨盆”。此外，癌灶可向前侵及膀胱，向后累及直肠，出现膀胱阴道瘘或直肠阴道瘘等。在三合诊中可扪及直肠阴道隔增厚、变硬，表面不规则；此外，直肠指检时还可触及宫旁、宫骶之间和盆侧壁受累的组织，可表现为包块不规则，活动度差，组织增厚。

三、与宫颈良性病变的鉴别诊断

(一)炎性宫颈糜烂

炎性宫颈糜烂者,宫颈色红,边缘较整齐,与宫颈癌相比触之不易出血;宫颈早期浸润性癌边缘及表面常不整齐,组织质脆,触血。上述肉眼可能难以区分,必要时需行宫颈细胞学或阴道镜下宫颈活检。

(二)宫颈息肉

宫颈息肉常来源于宫颈管内黏膜上皮,经由宫颈口脱出,常为黄豆样或舌样,表面多光滑、色鲜红、带蒂;宫颈癌病灶常为菜花样,表面粗糙、外形不规则,无蒂,组织脆、易出血,多可与息肉鉴别。但宫颈息肉长期存在,可能诱发感染,在炎症持续作用下可能导致癌变。

(三)宫颈乳头状瘤

少见,多发生于妊娠期,产后可自行消退,肿瘤呈乳头状、疣状,质软。肿瘤组织常质脆,易触血,可资鉴别。

(四)宫颈平滑肌瘤

宫颈平滑肌瘤常表现为宫颈占位或带蒂肌瘤脱入阴道,当发生溃烂、感染时,可引起出血或恶臭流液。

(五)宫颈结核

宫颈结核较少见,多继发于其他结核,表现多样,宫颈外观可以正常,也可常见肥大、糜烂、溃疡或呈息肉样、乳头状改变,严重者阴道顶部广泛受累,为扁平粗糙的溃疡或类似菜花样新生物,质软,不似癌组织质脆。本病患者多有明确的结合病史及月经异常,活检可资鉴别。

(六)尖锐湿疣

尖锐湿疣常表现为散在或集簇生长的赘生物,可为乳头状、菜花状、鸡冠状,表面呈红色或灰白色,临床上可表现为局部瘙痒、白带增多或同房后出血,一般情况下需取活检鉴别。

(七)宫颈葡萄状肉瘤

此类病变极为少见,多发生于幼女,阴道、宫颈均可发生,外观如葡萄串样水肿息肉,呈粉红色,生长迅速,易脱落,脱落后易出血。需行活检加以鉴别。

第二节　宫颈癌的分期

一、肿瘤分期的目的

肿瘤的分期是将肿瘤生长现状和扩散范围界定,即对肿瘤的严重程度统一认识,并对治疗方案的选择、制订、预后、判断提供参考,以提高恶性肿瘤的诊断准确率。分期是确定恶性肿瘤治疗方案的先决条件,是判断治疗效果及预后的重要因素。肿瘤分期是对不同医院、不同治疗结果有一个统一的评定标准,包括恶性肿瘤扩散程度达到国际共识制订的一种肿瘤分期,使统计资料有可比性,从而正确评价疗效,判断预后,提高患者的生存率。对已经确诊的恶性肿瘤患者,制订最佳的治疗方案并估计预后是临床医师面临的最重要任务。临床诊疗过程中通常用恶性肿瘤的分期这一相对客观的指标对肿瘤的发生、发展、扩散程度进行标准化分类,避免在诊断中出现模糊的判断,从而为预后的估计提供科学依据。并可为临床资料的比较和分析,疗效的评价,预后的估计,临床信息的传播、交流与资源共享提供统一的评定标准,促进全球妇科肿瘤医师对宫颈癌诊疗水平的提高。这就是宫颈癌分期要达到的目的。

宫颈癌的分期是宫颈癌患者治疗的首要环节。准确的分期是选择治疗方案和判断预后最重要的影响因素,宫颈癌的分期同时也表明其发生、发展的一个连续发展过程,因此宫颈癌分期的意义非常重要,目前,宫颈癌有几种分期已被全世界的妇科肿瘤医师使用。

但是,目前全世界范围内宫颈癌主要采用的是 FIGO 的临床分期。FIGO 对宫颈至今仍然采用临床分期而不采用更为准确的手术病理分期或其他分期也有一定理由。

二、肿瘤分期原则

(一)分期应考虑的问题

分期应该是简明、精确和可重复性,还要考虑进行分期可带来的风险,确定分期所花费的费用和患者在明确分期后所得到的效益相比是值得的，而且容易操作，使多数临床医师易于接受。最重要的是在同一分期原则下，不同临床期别有明显不同的生存率。

(二)分期的原则

根据该肿瘤患者数的多数适用而决定，并有共同理解的基础，而且能够比较结果和发展过程，并判断预后，能指导治疗，应该是简单、准确而有效的，并且经济实用，安全性好，完美可行，有助于提高生存率，最后是不能经常改变。

临床分期应根据有经验的医师于治疗前所做的仔细的临床检查确定，包括盆腔检查、三合诊。分期之前必须具备病理确诊。

分期必须指的是原发位置和组织学类型，不是继发部位。除非特殊情况下，如滋养细胞疾病很少进行手术治疗。可以不进行组织病理学诊断。

FIGO 的临床和手术分期均取决于治疗前肿瘤的位置和扩散的程度。

当无法确定具体分期或对分期有争议时，应将分期定为低一级的分期或较早的期别。可疑直肠、膀胱受累者，要由病理学检查证实。一旦分期确定，不能因放疗或化疗效果(肿瘤缩小或增大恶化)而改变。

其他检查，如膀胱镜、直肠镜、静脉肾盂造影、肺及骨的 X 射线检查，血管造影、淋巴造影等，对确定治疗方案有帮助，但对所发现的问题不作为确定分期的依据。

复发病例仍诊断保持原分期，不得再分期。

三、宫颈癌分期系统

(一)几种不同的临床分期系统

1. FIGO 分期系统

由国际妇产科联盟(FIGO)妇癌委员会制订，用于女性生殖道系统肿瘤分期。

2. TNM UICC 分期系统

由国际抗癌联盟，以及美国癌症协会(AJCC)制订，大多数实体肿瘤采用此种分期方法。

(二)影像学分期系统

1. 磁共振成像(MRI)分期

为临床分期提供影像学的客观依据。

MRI 可以清晰地观察到肿块所在的位置、大小、形态，可以在任意层面和方位进行成像，可以清晰地观察到盆腔的内部结构，从横断面上，可以看到宫颈的内部结构、宫旁组织及盆壁结构，前方可以观察膀胱，后方可以观察直肠，可以从髂血管区分叉区向下至盆底观察沿血管、淋巴管走行区有无肿大的淋巴结，从矢状位上，可以清晰显示宫颈与宫体、阴道、膀胱、直肠的解剖位置，从冠状位上，能够观察到宫颈与盆膈的关系。

2. 计算机断层扫描（CT）分期

CT 对宫颈癌的诊断主要依赖宫颈软组织的形态学改变。

四、临床分期

（一）TNM UICC 分期系统

1. TNM 分期系统

1943—1952 年，法国医师 Pierre Denoxi 首先提出并发展了恶性肿瘤的 TNM 分期系统。1950 年，国际抗癌联盟（UICC）与其他相关机构合作逐步开始建立国际性的 TNM 分期标准，该分期系统在世界各大临床医疗中心应用并得到不断修订，至今，TNM 分期系统作为一种统一的国际分期标准已经被 UICC 和 AICC 两大机构采用并推荐使用，并通过 12 种语言在世界范围内广泛应用。TNM 分期系统是临床实践中最常用的分期系统，它是建立在“T”“N”“M”3 个要素上的描述肿瘤解剖学范围的分期方法：T 表示原发肿瘤的大小，N 表示淋巴结转移情况，M 表示有无远处转移。

2. UICC 分期

UICC 分期系统是以 TNM 分期系统为基础建立的另外一个最常用的分期系统，广泛应用在除妇科肿瘤以外的几乎其他所有恶性肿瘤。UICC 分期系统也是建立在 20 世纪 50 年代，一直以来，它都把多数妇科肿瘤的 FIGO 分期纳入自己的系统中。但是因为 FIGO 分期是一个临床分期，所以宫颈癌的 FIGO 分期不包括淋巴结状态，而 UICC 分期时，如果淋巴结的状态已知，它会把它纳入自己的分期中去。所以，淋巴结阳性的病例，UICC 会把它归到Ⅲb 期。

（二）FIGO 分期系统

妇科肿瘤学家一直致力于妇科恶性肿瘤的分期发展研究，开始的时间可追溯到 1920 年宫颈癌分期的提出。首届国际妇产科联盟（FIGO）大会于 1954 年 7 月 30 日在瑞士日内瓦召开，大会成立了专门的妇科癌症委员会，对妇科肿瘤的分期进行修订，作为世界范围内所有妇科肿瘤临床实践的分期标准。多年来，FIGO 通过大量临床研究不断更新妇科恶性肿瘤的分期标准，特别对宫颈癌进行了多次的修订。FIGO 肿瘤分期是妇科恶性肿瘤应用最广泛的分期系统。妇科恶性肿瘤 FIGO 分期的历史要追溯到 20 世纪 20 年代的欧洲，那时候放疗医师希望能够对放疗和手术治疗的宫颈癌患者的预后进行比较,提出恶性肿瘤分期的设想。于是,日内瓦的国际健康组织癌症委员会下属的放疗分会在1928年开始对宫颈癌治疗结果的数据进行统计并鼓励各种机构用相同的方式来报告自己的数据。这样做的最初目的是想用一个统一的方法来评价肿瘤的范围以利于对治疗结果进行比较。从那时起,肿瘤委员会开始定期更新和修订各种妇科肿瘤的分期。国际联盟的第一份报告于1929年发布,并只包括几个中心,1934年在健康组织的会议上,开始有宫颈癌放射治疗的年度报告的提议,第一份报告发布于1937年,其后几份报告陆续不规律发表。从1937年始,年度报告每3年在FIGO会议上发表一次,1950年把1937年的分类和分期系统进行修订,FIGO的宫颈癌分期系统开始首次应用。1950年,FIGO的年度报告编委会于国际妇科大会期间在纽约举行会议,决定在国际上采用一个统一的分期系统即"宫颈癌国际分期"。1958年FIGO成为年度报告的正式发布者,随着进展,分期逐渐包括其他的恶性癌症包括宫内膜癌、卵巢癌、外阴癌、阴道癌、输卵管癌和滋养细胞疾病。从那时起到现在,FIGO宫颈癌分期经历了多次修订,最近的一次修订是在2018年再次确定的。

1. 宫颈癌FIGO临床分期(2018年修订)

取消了0期即原位癌或CINⅢ级,新的临床分期只包括浸润癌(表6-1)。

表6-1　宫颈癌FIGO临床分期

分期	内容
Ⅰ期	癌局限于宫颈(不考虑扩散至宫体)
ⅠA期	只是在显微镜下诊断的、所测量的最大浸润深度<5.0 mm的浸润癌
ⅠA1	所测量间质浸润<3.0 mm
ⅠA2	所测量间质浸润≥3.0 mm而<5.0 mm(静脉/淋巴管间隙浸润不改变分期)
ⅠB期	所测量的最大浸润深度≥5.0 mm的浸润癌
ⅠB1	浸润深度≥5.0 mm而最大径线<2.0 cm的浸润癌
ⅠB2	最大径线≥2.0 cm而<4.0 cm的浸润癌
ⅠB3	最大径线≥4.0 cm的浸润癌
Ⅱ期	宫颈癌浸润超出子宫,但未达阴道下1/3或骨盆壁
ⅡA期	无宫旁浸润
ⅡA1期	浸润癌最大径线<4.0 cm
ⅡA2期	浸润癌最大径线≥4.0 cm
ⅡB期	宫旁浸润
Ⅲ期	癌累及阴道下1/3,和/或扩散到骨盆壁,和/或导致肾积水或无功能肾,和/或累及盆腔和/或腹主动脉旁淋巴结

续表 6-1

分期	内容
ⅢA 期	癌累及阴道下 1/3,未扩散到骨盆壁
ⅢB 期	扩散到骨盆壁,和/或肾积水或无功能肾
ⅢC 期	盆腔和/或腹主动脉旁淋巴结受累,无论肿瘤的大小与范围(采用 r 与 p 标记)
ⅢC1 期	只是盆腔淋巴结转移
ⅢC2 期	腹主动脉旁淋巴结转移
Ⅳ期	肿瘤侵犯膀胱黏膜或直肠黏膜和(或)超出真骨盆
ⅣA 期	侵犯盆腔邻近器官
ⅣB 期	远处转移
Ⅳ期	盆腔器官浸润或远处转移
Ⅳa	膀胱、直肠浸润达黏膜层,膀胱泡样水肿不是Ⅳ期应做膀胱镜活检,病理证实才能定为Ⅳ期
Ⅳb	肺、肝、骨、肠等远处转移

2. 总结 FIGO2018 宫颈癌新分期的变化

(1)ⅠA 期不再考虑病变浸润宽度,仅根据浸润深度分为ⅠA1 期和ⅠA2 期。

(2)临界值都升级为较晚的分期。如间质浸润深度 3 mm,FIGO2009 分期归为ⅠA1 期,而 FIGO2018 新分期归为ⅠA2 期;局限于宫颈的癌灶最大经线 4 cm,FIGO2009 分期归为ⅠB1 期,而 FIGO2018 新分期归为ⅠB3 期;肿瘤累及阴道上 2/3,无宫旁浸润的癌灶最大经线为 4 cm,FIGO2009 分期归为ⅡA1 期,而 FIGO2018 新分期归为ⅡA2 期。

(3)ⅠB 期增加了病灶最大径线 2 cm 新临界点,根据病灶的最大径线分为ⅠB1、ⅠB2 和ⅠB3 期。

(4)Ⅲ期增加ⅢC 期,即所有淋巴结转移归入ⅢC 期,根据是盆腔或腹主动脉旁淋巴结分为ⅢC1 期和ⅢC2 期。

当分期有疑问时,应划分为较低的分期。所有分期均可用获得的影像学和病理学资料来补充临床发现,评估肿瘤大小和扩散程度,形成最终分期。初治患者根据术后病理学结果可以修改术前分期,复发、转移患者术后不再改变分期。影像学检查虽可用于术前淋巴结情况评估并作为ⅢC 期分期的依据,但病理学结果仍为金标准,对于影像学可疑淋巴结可行细针穿刺或手术切除确诊。

3. 关于 FIGO2018 宫颈癌新分期的新思考

(1)Ⅰ期不再考虑病变浸润宽度,原ⅠA 期中锥切标本连续 3 个点或 2 个象限有浸润病变按ⅠB1 期处理的原则是否合理?

(2)宫体和卵巢受累未纳入分期,宫颈腺癌发生卵巢转移对预后是否有影响?

(3)影像学检查评估宫旁和阴道情况容易出现假阴性和假阳性,影像学分期高于临床分期,依据影像学结果评估宫旁和阴道情况决定分期是否合理?

(4)炎症、结核及艾滋病感染患者也可出现淋巴结肿大,依据影像学检查评估淋巴结情况而升高分期是否合理?

(5)因任何淋巴结转移均纳入ⅢC期,有淋巴结转移的局部早期病例也归入ⅢC期,其治疗首选同步放化疗亦或手术治疗?

(6)按照TNM分期,腹主动脉旁淋巴结转移属ⅣB期,而新分期归入ⅢC2期,与ⅣA期相比,哪个预后更差?上述问题尚需今后临床实践结果证实。

五、宫颈癌临床分期与手术病理分期的优缺点比较

宫颈癌临床分期与手术病理分期的优缺点比较包括:手术分期与临床分期的争论;淋巴结受侵犯的状况;相关检查的意义;ⅠA分期实际上是病理分期(由病理学家确定而不是由临床医师确定);ⅡA亚分期;ⅡB和ⅢB亚分期问题。

(一)临床分期

检查局部病变:

ⅠA期需要低风险的简单操作来进行病理分期,一般易接受,经济可承受。

ⅠB期用三合诊简单的盆腔检查,确定宫颈大小、阴道和宫旁是否受浸润及其程度。

但宫颈癌临床分期的不精确性,相比有许多手术分期确定为更高级如:ⅠB期(24%),Ⅱ期(49%~55%),Ⅲ期(44%~50%),Ⅳ期(67%)。临床分期最大缺点是不能检查淋巴受累的情况,而淋巴受累和分期的关系密切(表6-2)。

临床分期评估淋巴结播散除了腹股沟和锁骨上淋巴结外,其他淋巴结很难在临床检查中发现,而且简单的辅助检查没有用处,但淋巴结转移在宫颈癌预后中有重要影响,特别是早期宫颈癌伴淋巴结转移预后较差。

表6-2　不同分期的宫颈癌发生盆腔淋巴结转移的概率

分期	盆腔淋巴结转移的概率/%
ⅠB期	12~17
ⅡA期	12~27
ⅡB期	25~39

淋巴结在其他妇科肿瘤中的评估,如子宫体癌、卵巢癌和外阴癌都用手术病理分期。

虽然新的影像技术使淋巴结的评估得到提高,如对比各种检查方法的敏感性:

CT 25%~67%；MRI 86%；淋巴造影 22%~79%；超声 80%；PET 82%~91%；细针穿刺的细胞学病理确诊还有争议。

（二）手术分期

早期患者，手术治疗可以很好地评估宫颈肿瘤大小，阴道和宫旁有没有累及；在不能手术的晚期患者，评估宫颈肿瘤大小和宫旁比较困难，但仍可以评估盆腔播散的情况。

宫颈癌手术分期的优点：对确定淋巴结转移敏感并特异；可切除大的淋巴结；评价疾病真正的严重程度；确定影响预后的因素，但是否提高生存率还不能肯定，而且在不能手术的晚期患者是否应进行手术淋巴评估更没有取得同意。

宫颈癌在开腹手术做手术分期时的并发症见表 6–3。

表 6–3　宫颈癌在开腹手术做手术分期时的并发症发生率（%）

手术类型	并发症			
	肺栓塞	静动脉损伤	肠道	死亡
腹膜外	0 ~ 2	0 ~ 12	7 ~ 18	0 ~ 1
经腹	5	3 ~ 9	6 ~ 19	0 ~ 2

宫颈癌手术分期的局限性只能对有限的患者可受益，提高生存率；但与手术有关的并发症率增加并增加放疗的危险性；延误化疗和放射治疗时间（表 6–4）。

表 6–4　两种分期的比较

临床分期	手术分期
简单	精确
低危，费用低	并发症，费用高
实用性	病理评估
可接受性	特殊的治疗中心并训练
分期与生存率相关	在选择组边缘累计的生存率

虽然目前的临床分期方法所定的不同期别有明显不同，但近 80% 的宫颈癌发生在发展中国家，并且绝大多数是晚期，不适宜采用手术分期。由妇科肿瘤委员会提议，手术分期在大多数宫颈癌中并不方便、不实用、不优越，因此不被推荐，所以 FIGO 决定宫颈癌继续采用临床分期。

(三)不同意对一个患者有临床和病理的双重分期,强调宫颈癌的必要检查

组织细胞学分级;临床方法:阴道内镜和三合诊检查;血常规、肝肾功能;静脉肾盂造影或超声波肾脏检查;胸部 X 射线检查对宫颈癌患者可选择性进行的检查:膀胱镜;钡剂灌肠透视;乙状结肠镜;淋巴管造影;计算机 X 射线分层扫描(CT);磁共振成像(MRI);正电子发射断层扫描(PET)等酌情选择。

FIGO 的建议可选择麻醉下检查:在精神较紧张患者盆腔检查中可能会遗漏宫旁浸润,可在全身麻醉彻底放松情况下做盆腔检查,可得到满意的效果。

必要情况下可以做膀胱镜检查、乙状结肠镜检查。

考虑在需要时患者可做 MRI,但在英国 MRI 是作为常规检查,优点是可以较好地检测软组织病变,便于测量肿瘤的大小,但对于检测有无宫旁组织浸润价值不大。不作为常规检查。

FIGO 建议可以用 MRI 来评估肿瘤的大小,但并不改变临床分期,也可以用来计划治疗和预测预后,但这样做需要大量资源,因此不可作为强制性的评估,而应该习惯用治疗指南中的常规盆腔检查代替不断变化的分期。

第三节　子宫颈早期浸润癌

什么是宫颈癌的早期?根据肿瘤科学的发展,宫颈癌早期已经确定在微观水平。按 FIGO 分期,本节将宫颈癌ⅠA～ⅠB1 期归为早期,ⅠB2 期为局部晚期宫颈癌,故不在本节讨论范围。

一、临床症状及体征

(一)无症状

早期宫颈癌由于在微观变化中被捕捉到,可以没有任何症状,往往是在体检中发现或偶然在妇科手术时发现,此时体检的重要性就不言而喻了。伴随的体征:宫颈的外观可以完全正常,或可见糜烂样改变,与炎症引起糜烂没有区别,触血阳性或阴性,唯有宫颈细胞学提供的异常信息。

(二)异常触血

包括阴道的不规则出血,即绝经后出血、月经以外的出血及接触性出血,可以发生在

Ⅰ期的各个期别,宫颈有肉眼病灶的如ⅠB期更为常见。临床中可以见到宫颈有占位,内生或外置,肿物状似菜花样,糟脆,充血,内生的占位,含在宫颈管内,宫颈增粗偶如筒状(早期较为少见)。

(三)阴道排液

以腺癌多见,水状,多于正常的阴道分泌物,持续无明显的周期性。

二、诊断

根据2018年FIGO分期,宫颈癌Ⅰ期的临床分期如下。

Ⅰ期:癌局限于宫颈(不考虑扩散至宫体)。

ⅠA期:只是在显微镜下诊断的、所测量的最大浸润深度<5.0 mm的浸润癌。

ⅠA1期:所测量间质浸润<3.0 mm。

ⅠA2期:所测量间质浸润≥3.0 mm而<5.0 mm(静脉/淋巴管间隙浸润不改变分期)。

ⅠB期:所测量的最大浸润深度≥5.0 mm的浸润癌。

ⅠB1期:浸润深度≥5.0 mm而最大径线<2.0 cm的浸润癌。

ⅠB2期:最大径线≥2.0 cm而<4.0 cm的浸润癌。

ⅠB3期:最大径线≥4.0 cm的浸润癌。

(一)ⅠA期宫颈癌的诊断

ⅠA1与ⅠA2期宫颈癌实际上也称为镜下早期浸润癌,所有的诊断全部在镜下完成,因此需要足可以判断浸润深度的组织学标本。当宫颈细胞学异常,阴道镜活检提示有重度癌前病变或有微浸润的迹象时,临床必须提供一份合格的宫颈锥切标本。《FIGO2012妇癌报告》对锥切标本有具体的要求,即圆锥形宫颈组织,包括一定比例的宫颈、宫颈外口及全部转化区、宫颈内口及相应深部组织,并标注12点位置,对标本的测量记录大小,标本需要连续切片,并自1点逐张阅片。

对于宫颈镜下浸润癌或微小浸润癌的描述尚存分歧,FIGO注重宽度及深度,没有涉及肿瘤的浸润方式。微小浸润癌镜下常见的浸润方式分为芽状浸润、迷芽状浸润及舌状浸润。与FIGO不同,妇科肿瘤医师学会(SGO)将没有脉管癌栓,浸润深度小于3 mm的宫颈癌命名为微小浸润癌,没有对宽度有进一步要求,但是明确指出不包括融合性舌状浸润癌,因为这种浸润方式的癌生物学行为更具有侵袭性。有关脉管癌栓问题,FIGO指南中提出,静脉或淋巴区域的浸润均不记入分期。一般认为,淋巴管受累将意味着淋巴结转移,在相同浸润深度而有无脉管浸润预后不同,即淋巴管受累随着肿瘤浸润深度而增加。

在早期子宫颈浸润癌中有一类宫颈早期浸润腺癌（EIA），是浸润腺癌的最早形式，间质浸润微小，没有淋巴结转移的危险。由于肿瘤发生于腺体，通过浸润深度诊断EIA困难，与鳞癌不同，往往需要通过复杂的腺体结构及周围组织判断，因此需要临床提供合格的锥切标本。

无论分歧如何，诊断宫颈早期浸润癌，都需要临床提供合格的宫颈锥切标本，仅依据宫颈的多点活检不能对早期浸润癌做出诊断。

当肿瘤浸润深度超过3 mm，ⅠA2期的诊断即将成立，区别ⅠA1与ⅠA2期有明确的临床意义，在治疗上有根本的不同，所以需要在锥切标本的基础上由病理科医师给出严格的诊断。

2. ⅠB期宫颈癌的诊断

根据FIGO指南中的定义，局限于宫颈的肉眼可见的病灶，当肿物小于2 cm时属于ⅠB1范围，如何解读局限于宫颈？目前宫颈癌分期为临床分期，临床中的视触诊尤为重要，阴道检查需要注意宫颈穹隆部有无黏膜僵硬皱缩、占位及消失，触诊对宫颈穹隆部一周进行仔细触摸，进一步了解穹隆是否受侵，盆腔三合诊检查是宫颈癌分期的主要依据。当经过三合诊检查，宫旁骶主韧带弹性好，无长度的改变时，即认定宫旁无浸润。如何描述肿物的大小？目前仍以肉眼观察，妇科检查所见为依据，尚没有根据阴道镜或影像学测量，这些检查可以记录在案，在临床决策或随诊中应用，但是不能作为分期的依据。因此，宫颈癌分期的临床经验非常重要，在分期时，通常需要两位高年资医师同时检查得出结论，并一经确定不能更改。

虽然宫颈癌仍然采用临床分期，但是由于科技的发展，辅助检查为临床也提供了重要依据，如盆腔磁共振成像（MRI）对软组织具有良好的分辨力及多维成像能力，在估计宫旁浸润、淋巴结情况及宫颈肿物与膀胱直肠的关系上可以提供可靠的证据，虽然不能加入分期系统，但是在临床决策上起到至关重要的作用。另外计算机断层扫描（CT）同样可以反映需要的影像学改变，只是在判断盆腔组织间关系、肌层浸润及淋巴结情况时，MRI更具优势，腹腔及胸腔扫描上CT更为常用。

正电子发射扫描（PET）比MRI及CT更能敏感地发现淋巴结转移和全身扩散情况，对于高代谢的淋巴结尤为敏感。

有关辅助影像学的应用，FIGO指南提到应用影像学发现淋巴结转移或孤立病灶，并可以根据结果，进行组织学活检以明确或排除远处转移的可能性，但是不作为必要检查而推荐，其中特别提到PET。

三、治疗

(一)治疗原则

宫颈癌的治疗以手术和放疗为主,特别是早期宫颈癌,手术及放疗都可以使宫颈癌得到根治性治疗。当有准确的术前诊断,且对宫颈癌进行严格的临床分期后,FIGO早期的宫颈癌是以手术治疗为主的。由于是临床分期,也不除外术后发现病理高危因素(如淋巴结转移、脉管癌栓等)的辅助放疗或化疗。

(二)影响治疗的因素

1. 年龄

宫颈癌的发病年龄宽泛,近年有年轻化的趋势,因此,宫颈癌可以发生在育龄期及绝经前后,患者年龄处于育龄期,甚至尚未生育,保留生理生育功能就成为治疗必须考虑的因素。早期宫颈癌(ⅠA~ⅠB1期)的治疗,完全可以在治疗疾病的同时保留生理生育功能,宫颈锥切术、保留子宫的宫颈根治术(详见相关章节)都是育龄期可以选择的手术方式。如果绝经后患病,放疗即可治疗各个期别的宫颈癌,而且有肯定的疗效。因此,患者年龄是选择宫颈癌治疗方式的必要条件之一。

2. 生育要求

宫颈癌患者的生育要求是宫颈癌治疗方式需要考虑的另一因素,由于早期宫颈癌的手术范围略小,保留生育功能是有可能的。一般情况下生育要求分为几类:第一,近期无生育计划,因为年轻,只为保留生育功能;第二,有生育计划,家庭结构稳定,治疗宫颈癌后即可以妊娠;第三,育龄期,有家庭,仅为保留生育功能,可能远期有生育计划;或家庭不稳定,生育计划的投入欠缺。在这三类患者中,第二类患者保留生育功能手术的成功率最高,因为保留生育的宫颈癌手术,特别是宫颈根治术后,多需要生殖生育的专业助孕技术协助,达到目的后多建议行子宫的切除,从而获得良好结局。第三类患者,手术即使非常成功,由于进一步的生育受多方因素的影响不能顺利完成。

所以,在考虑行保留子宫的宫颈癌手术特别是宫颈根治术时,除必须考虑的宫颈癌期别、年龄因素以外,还应该将社会因素考虑在内,才能达到最终的目的。

3. 生活质量

任何肿瘤的治疗,生活质量都是需要考虑的因素,在保证生存的前提下,生存质量是医疗进步的标志。宫颈癌的不同治疗方式的选择,对生活的影响各有侧重,手术治疗可以保留双侧附件,维持生理功能;宫颈根治术也使保留生育能力成为可能;另外由于盆腔广泛的手术范围,骶主韧带的切除,骶丛神经的破坏使排便及排尿功能受到很大影响,在术后的很长一段时间内，排泄功能才能逐渐恢复，甚至不能恢复；目前保留神经的宫颈癌根治术在临床应用，可以在一定程度上弥补这个问题。另外，手术范围中阴道 3 ~ 4 cm 的切除，使阴道缩短，影响术后性生活质量，也可以在手术时行阴道延长术而得到改善。放射治疗对于宫颈癌患者的影响是根据射线所及部位决定的，射线可以破坏生殖腺，造成阴道萎缩，当然可以通过激素替代治疗使之得到缓解。

（三）ⅠA1 期宫颈癌的治疗

ⅠA1 期是宫颈的微小浸润癌，由于浸润范围小，淋巴转移率低，局部去除病灶后即可以达到良好的治疗效果，所以具有手术适应证，无论以何种方式将局部切除治疗即结束，很少有术后再治疗的需要。局部切除的方法和途径有多种。

（四）宫颈锥切术

如何进行宫颈锥切术前面章节有详细的阐述，治疗此期宫颈癌，必须是充分的锥切，当切缘阴性并无脉管癌栓时，可以进入术后的随访阶段。

（五）子宫全切术

子宫全切术是妇科领域非常成熟的手术方式，应该牢记的是任何因子宫颈浸润癌而行的子宫全切术，必须以宫颈锥切作为诊断依据，不应该为了减少手术次数而省略宫颈锥切，当根据活检直接行子宫全切时，术后发现更为严重的浸润性宫颈癌，即造成忽略性宫颈癌，为进一步治疗带来意想不到的困难。忽略性宫颈癌在补充放疗时，由于子宫的切除，宫旁不能得到有效剂量的放射，或为得到足够剂量的放射而使用调强技术增大花费，治疗效果受到很大影响。忽略性宫颈癌的手术治疗，更是一个困难手术，不是妇科肿瘤常规的手术操作，需要高深的手术技巧，因此，禁止根据宫颈活检进行子宫全切术。当然，有一些特殊情况，如绝经后宫颈高度萎缩内陷，不能进行锥切则除外。

子宫切除的途径可以经腹、经阴道或腹腔镜完成，这些需要根据手术条件及医师对手术技术的掌握程度而定，术后的病理情况，与锥切的要求一致，即边缘阴性，无脉管癌栓后进入随访期。

要特别注意的是决定锥切或子宫全切前，应该通过阴道镜检查阴道是否存在上皮内瘤变（VAIN），如果存在 VAIN，应该在手术时一并切除。

ⅠA2、ⅠB1 期宫颈癌的治疗：推荐的治疗方式为改良的广泛子宫切除术加盆腔淋巴结清扫术，或保留子宫的宫颈根治术加盆腔淋巴结清扫术，同时如果条件允许也可以考虑保留神经的宫颈癌根治术。无论采用以上何种方式切除子宫，均要求保证切除阴道 1 ~ 2 cm，部分切除骶韧带，在输尿管水平切除主韧带。

第七章 宫颈癌的手术治疗

第一节　Q-M 新分型的淋巴结处理方法

一、Q-M 新分型的手术理念

1974 年 Piver 提出了 5 型分类法，首次规范了宫颈癌根治性手术的切除范围，这是为宫颈癌手术制定的第一个标准，目前已经指导临床 40 多年，为大家所熟知。Piver 分型法以子宫骶韧带、主韧带的切除宽度和阴道切除的长度作为标准界定子宫的切除范围，这个切除宽度是用“从中间切除”“全部切除”等模糊词语来定义的，而且非常主观，缺乏精确而客观的解剖标志。另外，阴道切除长度过长，影响患者生活质量，这些都不符合当今手术理念。

2008 年提出的 Q-M 分型是宫颈癌根治性手术的最新分类方法，这个分型系统在 2017 年进一步完善(表 7-1)。2017 版的分型总体来说具有 3 个特点。

(1)新分型也不再强调子宫骶韧带、主韧带两个所谓“韧带”的切除，而是强调对腹侧、侧方和背侧 3 个方向上所有宫旁组织的切除，即“三维化”切除。

(2)切除的宫旁组织不但包括韧带，还包括血管、神经、淋巴、脂肪等不同结构，新分型要求对这些不同结构进行分别处理，并采用盆腔内清晰的解剖结构作为标志来界定子宫的切除范围，如输尿管、子宫动脉、髂内血管、直肠、膀胱等，即“淡化韧带，强调结构”原则。

(3)Q-M 分型在对阴道切除上偏于保守，要求根据病情切除 1 ~ 2 cm 长的阴道，目的是改善患者的生活质量。这些都体现了新分型“标准化、精细化和个体化”的特点。

表 7-1　Q-M 宫颈癌根治性手术分型(2017)

分型	对应术式	输尿管处理	子宫动脉处理	侧方宫旁组织切除	腹侧宫旁组织切除	背侧宫旁组织切除	阴道切除	今后可能的适应证
A	介于筋膜外子宫切除术和改良根治术之间	识别但不游离	于输尿管内侧切断	输尿管与宫颈之间	最小切除	最小切除	<1 cm	原位癌;早期浸润癌;晚期癌放射治疗、化学药物治疗后手术
B1	改良根治术	"隧道"顶部打开与侧推	于输尿管正上方切断	输尿管水平	部分切除膀胱宫颈韧带	子宫骶韧带在子宫直肠腹膜反折处切除	切除 1 cm	早期浸润癌或偏早的ⅠB1期,根治性宫颈切除
B2	B1+宫旁淋巴结切除	同 B1	同 B1	同 B1,再切除宫旁淋巴结	NB1	NB1	同ⅠB1	与 B1 型的适应证还没有明确的区分
C1	NSRH	完全游离	髂内动脉	髂血管内侧水平(保留盆腔内脏神经)	膀胱水平(保留神经膀胱支)	直肠水平(保留腹下神经)	切除 2 cm 或根据实际需要	ⅠB1 期深间质受侵;ⅠB2～ⅡA2 期根据情况
C2	经典的宫颈癌根治术	同 C1	同 C1	髂血管内侧水平(不保留盆腔内脏神经)	膀胱水平(不保留膀胱支)	骶骨水平(不保留腹下神经)	同 C1	ⅠB2～ⅡA2期,不适合 C1 型手术患者
DI	侧盆扩大根治术	完全游离	连同髂内血管切除	盆壁血管切除	膀胱水平	骶骨水平	根据需要	ⅡB 期
D2	侧盆廓清术	同 D1	同 D1	盆壁肌肉筋膜切除	根据情况	根据情况	根据需要	盆腔侧壁复发

二、Q-M 新分型的应用解剖

Q-M 分型的提出是建立在新的盆腔解剖学理念上的。这里就利用本书作者自己的一些解剖学研究资料来给大家介绍一下新分型相关的解剖学观点。这里所展示的资料来自一具女性新鲜尸体的盆腔大体解剖。

(一)Piver 分型的"二维化"宫旁组织

以往的观点认为,主韧带和子宫骶韧带是子宫的主要支持韧带,子宫与侧方盆壁相连的结构就是主韧带,与骶骨连接的结构就是子宫骶韧带,而这些并不是细化的解剖结构。基于 Piver 分型的根治手术就是大把钳夹这两个韧带来扩大切除子宫范围。切除宽度也是凭很模糊、主观的估计。由于未对宫旁组织中的血管及神经进行精细化分离，传统的根治性手术容易发生术中出血，并常常导致盆腔自主神经损伤，造成术后膀胱、直肠功能障碍。这种“眉毛胡子一把抓”的手术理念应该被摒弃。

(二)Q-M 分型的“三维化”宫旁组织

Q-M 分型主张利用一套清晰的解剖结构作为标准，因此手术要尽量将宫旁组织解剖细化到结构水平，在此基础上再完成子宫切除才能符合新分型的要求。Q-M 分型宫旁组织的切除分为背侧、侧方和腹侧三个方向。背侧宫旁组织是真正的子宫支持韧带，包括子宫骶韧带和阴道直肠韧带，新分型对背侧宫旁组织的切除标准由小到大分别是最小切除(A)、子宫直肠腹膜反折处切除(B)、直肠水平切除(C1)及骶骨水平切除(C2、D)。侧方宫旁组织曾经指主韧带，但解剖上的主韧带并没有韧带的作用，是由子宫的血管、淋巴组织和下方自主神经结构组成的复合结构，是子宫的供应体系。新分型对侧方宫旁组织的切除标准由小到大分别为输尿管与宫颈之间切除(A)、输尿管水平切除(B)、髂内血管内侧水平切除(C)、盆壁血管水平切除(D1)和盆壁肌筋膜水平切除(D2)。腹侧宫旁组织是指膀胱宫颈韧带前后叶组织，实际上是膀胱静脉丛的几根静脉分支，是子宫深静脉的属支。新分型对腹侧宫旁组织的切除标准由小到大分别为最小切除(A)、部分切除(B)和膀胱水平切除(C、D)。

(三)子宫动脉

Q-M 分型中也将子宫动脉处理作为重要的分型标准单独列出。子宫动脉的切除标准为输尿管内侧切断(A)、输尿管上方切断(B)、髂内动脉处切断(C)和连同髂内血管一起切除(D)。在根治性宫颈切除术(B1)中可切断子宫动脉的下行支，保留上行支。

(四)输尿管“隧道”

输尿管的处理方法也是新分型的重要标准之一。除了 A 型手术只是要求识别以外，其他几型手术都要处理输尿管“隧道”。处理输尿管“隧道”一般分为两步，首先要识别解剖上真正的“桥下流水”结构，子宫动脉跨越输尿管发出滋养支到输尿管形成“桥墩”。B 型手术在输尿管“隧道”顶部切断子宫动脉，保留了部分滋养支，进而增加输尿管的血供。C 型手术则要求将子宫动脉由髂内发出部位切断、翻起，就会将滋养支全部切断，做到“过河拆桥”，这样可以使输尿管与子宫动脉分离。处理滋养支是完成输尿管处理的第一步。再往膀胱方向解剖，就可以看到输尿管上方横跨膀胱和宫颈之间的一根小血管(称为膀胱宫颈血管或膀胱浅静脉)，把输尿管拉向宫颈，形成“膝部”，术中将这个血管细致分离并切断，输尿管就可以与膀胱一起外推。如果将输尿管全部游离，就要注意输尿管下方的膀胱静脉丛,即膀胱宫颈韧带后叶,这个地方是手术主要的出血区域。术者只要掌握好解剖层次,就可以减少根治术中处理输尿管的难度。

(五)宫旁淋巴结

Q-M 分型还将 B 型手术分为 B1 和 B2 型两个亚型。B2 型手术指在 B1 型范围上对宫旁淋巴结进行单独切除。解剖上可以看到宫旁淋巴结位于子宫动脉下方,分布于子宫深静脉周围。如果去除宫旁的淋巴脂肪组织后,就可以清晰暴露子宫深静脉。盆腔淋巴结清扫并不包括这组淋巴结,但这组淋巴结距离宫颈原发肿瘤最近,很容易遗漏转移病灶。因此,新分型特别强调了对这组淋巴结的切除。

(六)盆腔自主神经结构

Q-M 分型指出,C1 型手术就是保留盆腔自主神经的广泛性子宫切除术,今后将以 C1 型为宫颈浸润癌的主流手术,但是这种手术难度较大,主要难度来源于解剖盆腔自主神经微小结构的操作。从解剖上可以看到盆腔自主神经分为两组,上腹下神经丛由骶前汇集成左右两束腹下神经,呈平面状沿着输尿管下方进入盆腔,这就是所说的神经平面。在输尿管下方,腹下神经与来自子宫深静脉下方的盆腔内脏神经汇合,形成下腹下神经丛的膀胱支,来支配膀胱。在宫旁部位,下腹下神经丛与子宫深静脉的属支彼此交错,关系极为密切,如果按照 C1 型的标准方法,将子宫深静脉主干切断向子宫方向翻起,对下方神经丛的损伤就会难以避免。

但是如果将输尿管与下方的神经平面一起保留,在输尿管下方的神经平面内侧来切断子宫深静脉的属支,就会将整个神经结构保存得比较完整,而且会降低操作难度。这就是建立 C1 型简化术式的解剖学基础。

(七)盆腔淋巴结及侧盆壁结构

完成一台广泛性子宫切除及盆腔淋巴结清扫手术就等于将侧盆壁结构完全骨骼化。所以,需要将侧盆壁解剖结构烂熟于心。骨盆由耻骨、髂骨、骶骨和尾骨围起,盆底为肛提肌和梨状肌,侧盆壁为腰大肌、髂腰肌和闭孔内肌,内填充大量的淋巴脂肪组织。彻底清除右侧盆腔淋巴脂肪组织后,可见被其包绕盆腔的血管、神经及器官。宫颈癌根治术包括盆腔淋巴结清扫和子宫广泛切除两个手术区域,以髂内动脉作为分界,所以一般手术需要先解剖出髂内动脉前干,以划定外侧的淋巴清扫区和内侧的子宫广泛切除区。髂内动脉前干发出子宫动脉和膀胱上动脉,广泛切除子宫时需要由起始部切断这两根血管;髂内动脉后干发出直肠中动脉、膀胱下动脉、阴部内动脉、闭孔动脉、臀上动脉、臀下动脉、髂腰动脉等多个分支,均无必要切断。髂外动脉与髂外静脉两根大血管伴行,一般变异不大。但是,髂内静脉的属支遍布于盆底,变异较大,形成宫旁组织、闭孔和骶前多个静脉丛。盆腔淋巴结清扫至闭孔神经下方时,经常会遭遇与闭孔神经平行的闭孔动脉及闭孔底部的静脉丛,造成难以控制的出血,这一部位被称为“狼窝”。

进行彻底的淋巴结切除,手术需沿着侧盆壁进行,通常采用外侧入路法,清除髂血管与髂腰肌之间的淋巴脂肪组织。外侧入路可以“无盲点”地暴露侧盆壁的关键解剖结构。比如暴露髂内、外静脉的分叉部位,这个部位髂内静脉损伤很难修补,因此被称为“虎口”“虎口”也是闭孔神经最常见的断点,外侧入路可以全程清晰暴露闭孔神经闭孔神经下方有腰骶干与之伴行,中间有髂腰血管横跨,组成两组神经中间夹一层血管的“三明治”结构。髂腰血管止血可能损伤腰骶干,发生术后坐骨神经功能障碍并发症。除此之外,还要注意保护腰大肌表面的生殖股神经,它至尾侧会发出股支和生殖支两支。

宫颈癌根治术后,应保留沿盆壁方向纵行分布的10个解剖结构,戏称“伸出十根手指头”,那就是髂外动脉、髂外静脉、髂内动脉、髂内静脉、闭孔血管、生殖股神经、闭孔神经、腰骶干、盆腔自主神经丛平面、输尿管,每做一台手术都要“清点”。“每一台宫颈癌手术都是一堂生动的解剖课”,先将所有的正常结构都解剖出来,再切除病变组织,不失为宫颈癌手术的真谛所在,也是新分型对我们的要求。

第二节　A型手术

一、概述

宫颈癌根治性A型手术并非普通筋膜外子宫切除术,也并非对应Piver I型手术的切除范围。2017年修订的Q-M分型所提出的A型手术是一种新术式,一种具有根治性质的术式,即所谓“最小根治”,范围介于筋膜外子宫切除与改良根治手术之间。由于目前无危险因素的早期宫颈癌患者的宫旁组织切除范围趋于保守,所以Q-M分型提出了A型手术,最小化地切除宫旁组织。指征除宫颈癌癌前病变以外,今后还将适用于低危的早期宫颈癌(如ⅠB1期,肿瘤直径<2 cm,无深间质浸润,无淋巴-脉管间隙受侵),这部分患者在充分评估宫旁和盆腔淋巴结转移低风险后(如前哨淋巴结术中活检冰冻病理未发现转移),可以考虑实施A型手术。Q-M分型提出A型手术的指征也适合晚期患者放射治疗、化学药物治疗后的补充子宫切除。

A型手术是具有一定根治性质的手术,与普通筋膜外子宫切除不同,A型手术需要切除小范围的宫旁组织,通常宫旁韧带的切除范围保持在0.5 cm,不要求切除宫颈旁组织,但切忌切入宫颈筋膜以内。为了切除宫颈近阴道穹窿部位的病灶,需要保持一定的阴道切缘，通常在1 cm以内。由于要切除一定的宫旁组织，A型手术要求术中辨识输尿管走行，但不游离输尿管，在宫颈和输尿管之间切断子宫的韧带，保证宫颈的完整切除及宫旁组织的小范围切除。A型手术操作上具有一定复杂性，特别是在不游离输尿管的条件下切除宫旁组织，增加了输尿管损伤的概率，尤其是面临能量器械电热损伤的风险。因此，建议由具备子宫广泛性切除经验的资深妇科肿瘤医生来完成手术。

二、手术步骤与技术要点

（一）打开腹膜并处理圆韧带

沿着髂血管走向打开侧盆腔腹膜，在中部位置切断圆韧带以方便腹膜外操作。由于A型手术是一种根治性质的手术，所以手术先大范围打开腹膜，便于辨识输尿管等腹膜外结构。

（二）处理附件

对于要切除附件的患者，需要高位电凝切断骨盆漏斗韧带，进行此操作时要注意辨识输尿管走行，避免电热传导损伤输尿管的问题。这里如果把骨盆漏斗韧带血管裸化将有助于双极电凝的准确凝闭。保留卵巢的患者在电凝、切断固有韧带后，将卵巢和悬韧带尽量向头侧游离。这样做是为了给下一步腹膜外操作创造更大的空间，这些步骤都是为了扩大侧盆壁腹膜外的术野，为后面识别输尿管的操作创造条件。

（三）识别输尿管

打开阔韧带后叶腹膜，于侧盆壁暴露输尿管的走行。A型手术输尿管的处理方法是识别而不游离，所以应在侧盆壁腹膜外充分暴露输尿管走行。

（四）处理背侧宫旁组织

在距离宫颈0.5 cm处切断子宫骶韧带。A型手术要求最小范围切除子宫骶韧带，所以没有必要打开子宫直肠反折腹膜。手术先处理子宫骶韧带，有利于增加子宫活动度，便于侧方宫旁组织的暴露，为下一步操作创造条件。

（五）下推膀胱

打开膀胱子宫腹膜反折，分离膀胱宫颈之间的间隙，下推膀胱。根治性手术充分下推膀胱是一个很好的操作习惯，不但要向正下方推，还要利用阴道旁间隙向外侧方下推。将膀胱向腹侧牵拉，利用超声刀分离出正确的层次是很重要的。将膀胱下推到宫颈以下一段距离,这样既有利于保护膀胱输尿管,又利于切除部分阴道,也便于缝合残端。

(六)处理侧方宫旁组织

在输尿管和宫颈之间夹闭、切断子宫动脉及宫旁组织。通过子宫前方和后方的一系列准备,输尿管走行得到了清晰识别,并且创造了一定长度的宫旁安全切除空间。这样就可以非常从容地处理子宫动脉及宫旁组织。一般的筋膜外子宫切除在处理宫旁组织时要求贴近宫颈,A 型手术要求在输尿管和宫颈之间切断宫旁组织,保持 0.5 cm 的切除范围。由于 A 型手术宫旁组织切除向侧方扩大,为了减少双极电凝对邻近输尿管的热损伤,推荐使用血管夹夹闭宫旁组织的方法。

(七)切开阴道

距离穹隆 1 cm 处环形切开阴道,切除子宫体。经阴道取出手术标本,再缝合阴道残端。由于前面充分地下推了膀胱,使得切除部分阴道、缝合残端操作变得非常容易。

(八)检查标本

检查手术标本可以看到阴道切除长度接近 1 cm,宫旁组织宽度达到 0.5 cm。达到了 A 型手术标准。

第三节　B1 型手术

一、概述

Q-M 分型中 B 型手术与 Piver 分型中的Ⅱ型(改良根治术)相对应。根据是否切除宫旁淋巴结,分为 B1 型手术(不切除宫旁淋巴结)和 B2 型手术(切除宫旁淋巴结)两种亚型。B 型手术虽然近似于改良根治术,但理念是不同的,切除范围也不尽相同:B 型手术和改良根治手术对于输尿管的处理方法也是一致的,都是从顶部打开输尿管"隧道"之后,将输尿管侧推。但基于 Piver 分型的改良根治手术的理念是保留末端输尿管的血运,防止术后输尿管缺血引起的瘘形成。改良根治术宫旁主韧带的切除是以韧带中点为标志的,子宫骶韧带的切除也是按照术中估计切除 1/2。按照这种标准来判断手术切除范围必然是比较主观的,而 Q-M 分型的理念是以明确的解剖标志来定义宫旁组织的切除范围。在 B 型手术中,输尿管是作为侧方宫旁组织切除的标志,切除范围就定义在输尿管“隧道”水平。这个范围虽然与改良根治术切除主韧带 1/2 的描述近似，但标准更加客观。此外，B 型手术背侧方宫旁组织的切除范围也定义在子宫直肠腹膜反折水平，摒弃了改良根治中子宫骶韧带切除 1/2 的模糊概念。另外，当前观点认为，对于无阴道受侵的早期浸润癌患者，切除过多的阴道并不能使患者受益，反而会影响患者术后的生活质量。因此，B 型手术也摒弃了改良根治术切除阴道上 1/3 这一标准，而是将阴道切除长度定为 1 cm，这一点较改良根治术有较大不同。

B 型手术也采用了宫旁组织切除“三维化”的概念，即切除范围不但包括侧方宫旁组织和背侧宫旁组织以外，还考虑到腹侧宫旁组织，要求切除一部分膀胱宫颈韧带。而 Piver Ⅱ型改良根治手术并无腹侧宫旁组织切除的概念。B 型手术的背侧、腹侧、侧方宫旁组织及阴道切除的范围均不会伤及盆腔自主神经结构，因此不涉及保留盆腔自主神经的问题。

B1 型手术的技术要点是将输尿管“隧道”顶部打开，外推输尿管，并在输尿管“隧道”水平切除侧方宫旁组织，腹侧宫旁组织的膀胱宫颈韧带及背侧宫旁组织的子宫骶韧带只做部分切除，而且不对宫旁淋巴结进行单独处理。在 Q-M 分型中并未提及 B1 型手术的应用指征，但将保留生育功能的根治性宫颈切除术归为 B1 型。本书作者认为早期浸润癌（ⅠA2 期）应适合于 B1 型手术，另外对于局部病灶较小的浸润宫颈癌，如ⅠB1 期也适合。但本手术指征有待进一步商榷。

二、手术步骤与技术要点

（一）处理附件

对于需要保留卵巢的年轻患者，手术开始时先进行卵巢保留操作。超声刀切断输卵管系膜至输卵管根部，电凝、切断卵巢固有韧带，再将卵巢及骨盆漏斗韧带向头侧游离至结肠旁沟部位。应注意保留骨盆漏斗韧带表面的腹膜，不要将血管过度裸化，便于悬吊卵巢时的缝合操作。先处理附件可以给下面的手术步骤创造更大的空间。

（二）切除盆腔淋巴结

之后一步是进行盆腔淋巴结的切除。将髂血管周围及闭孔窝内的淋巴脂肪组织彻底清除。切除淋巴后，髂血管、输尿管等侧盆腔结构得以清晰暴露，便于下一步切除子宫的操作。

（三）识别输尿管

输尿管是 B1 型手术最重要的解剖标志，侧方宫旁组织的切除范围就是限于输尿管内侧。虽然 B1 型手术无须由起始部处理子宫血管和切除宫旁淋巴结，膀胱侧间隙和直肠侧间隙也无须暴露，但在进行宫旁组织切除前需要清晰显露输尿管的走行。为了便于处理子宫骶韧带，输尿管也要与阔韧带后叶腹膜分离。

(四)切除背侧宫旁组织

在处理背侧宫旁组织时，先在子宫直肠腹膜反折处切开腹膜，下推直肠，在腹膜反折的位置切断子宫骶韧带。子宫骶韧带是子宫的支持韧带，主要由纤维结缔组织组成，没有主要血管，所以使用超声刀就可以轻松切断。切除子宫骶韧带在根治性手术中相对容易，在切除子宫骶韧带后子宫的活动度增加，使后面的手术步骤，特别是腹侧宫旁组织处理变得容易，所以一般按照“先背后腹”的操作顺序。B1 型手术要求以子宫直肠腹膜反折水平作为解剖标志切除子宫骶韧带，大概相当于切除了子宫骶韧带的 1/2。在这个水平切除子宫骶韧带不会伤及输尿管下方的腹下神经。

(五)下推膀胱

在处理侧方和腹侧宫旁组织之前，先打开膀胱子宫腹膜反折，分离膀胱宫颈之间的间隙，下推膀胱。腹腔镜下推膀胱要点是把膀胱尽量向上牵拉，找到疏松组织界限，由中央向两侧扩大。这个地方的血管一般来自膀胱壁，分清膀胱与阴道之间的界限就不会引起出血。与 A 型手术比较，B1 型手术切除宫旁组织及阴道的范围有所增宽，因此下推膀胱的深度也相应增加。向外侧方下推膀胱，暴露阴道旁间隙，将有利于下一步处理输尿管“隧道”的操作。

(六)处理子宫动脉

B1 型手术子宫动脉的切断位置选择在输尿管的正上方。在这个位置切断子宫动脉后，就可以在输尿管“隧道”水平切除侧方宫旁组织。此外，在输尿管上方切断子宫动脉，还可以使大部分的输尿管滋养支不被破坏，增加输尿管的血运。切断子宫动脉前，需要对其进行适当的裸化，与输尿管之间创造一定的安全距离。在输尿管上方进行子宫动脉电凝，电热传导可能危及输尿管。采用血管夹夹闭、超声刀切断子宫动脉的方法止血更加确切，而且不存在电热损伤问题。

(七)处理输尿管

B1 型手术的输尿管处理方法是把“隧道”顶部打开，并侧推输尿管。通过精细分离可以发现输尿管“隧道”的顶部是由横跨的子宫动脉和膝部的膀胱浅静脉组成，扩大阴道旁间隙可以减少输尿管“隧道”处理的长度。这一步骤需先在输尿管上方切断子宫动脉，再切断膝部与宫颈连接的膀胱浅静脉。处理完这两个解剖结构后，就可以轻松将输尿管外推。充分利用间隙,再对输尿管周围的解剖结构进行精细处理后,就可以发现输尿管“隧道”其实并不存在,只是一个人为的概念。

(八)切除侧方宫旁组织

输尿管外推以后,依次处理侧方宫旁组织和腹侧宫旁组织。侧方宫旁组织就是以前说的“主韧带”,在 Q-M 分型中删除了“主韧带”的概念。侧方宫旁组织由子宫的血管、周围的淋巴脂肪组织及深部的自主神经结构组成。B1 型手术在输尿管“隧道”水平切除侧方宫旁组织,主要是切除子宫深静脉的子宫属支及周围疏松组织。这些静脉属支变异较大,有时不止一根,常与膀胱的静脉形成静脉丛结构,经常引起出血。处理要点是利用向对侧摆动子宫和同侧牵拉输尿管,尽量将宫旁组织展开,再用超声刀小心分离静脉周围的疏松间隙,对静脉进行裸化、闭合、切断。大的静脉分支可以借助血管夹来夹闭,比双极电凝止血更加可靠。

(九)切除腹侧宫旁组织

腹侧宫旁组织是指膀胱宫颈韧带后叶,由膀胱中静脉和膀胱下静脉组成。这些静脉都是子宫深静脉的属支,变异也很大。盆腔自主神经丛的膀胱支就位于膀胱宫颈韧带后叶的外下方。B1 型手术只要求切除部分膀胱宫颈韧带,因此不会损伤盆腔自主神经结构。与侧方宫旁组织处理要点一样,也是尽量对静脉进行逐根裸化、闭合、切断。处理膀胱宫颈韧带时,利用阴道旁间隙来缩短操作距离非常重要。这个部位推荐采用血管夹来夹闭静脉,以免双极电凝对盆腔自主神经的电热损伤。

(十)切除阴道

距离阴道穹窿 1 cm 处环形切开阴道,切除子宫体,经阴道取出手术标本,再缝合阴道残端。切除子宫后,阴道旁组织有少量出血,无须反复电凝止血,将阴道旁组织与阴道一起缝合,可以起到很好的止血效果。

(十一)检查标本

术后盆腔检查可见宫旁组织切除限于输尿管内侧水平,检查手术标本可以看到阴道切除长度达到 1 cm,宫旁组织宽度约 2 cm,达到了 B1 型手术标准。

第四节　B2型手术

一、概述

宫颈癌根治性B2型手术是在B1型手术的基础上增加了宫旁淋巴结切除术。在Q-M分型中首次将单独的宫旁淋巴结切除列入宫颈癌根治性手术中，显示出对这一组淋巴结的处理给予高度重视。

按照Plentl及Friedman提出的经典理论，宫颈癌的淋巴引流首先经宫旁淋巴结，再到达盆腔淋巴结。宫旁淋巴结解剖位置与宫颈最为接近，理论上应为肿瘤淋巴转移“必经之路上的第一站”，其重要地位不言而喻。宫旁淋巴结转移也是宫颈癌预后不良的高危因素之一。然而，宫旁淋巴结却经常被临床及病理医师所忽略，多数文献也未重点强调。分析原因，可能是由于传统的宫颈癌根治性手术主张对宫旁组织（主韧带）采用“大把钳夹，整块切除”的处理方法，宫旁淋巴结常随宫旁组织一起切除，病理科对此取材不足，会导致漏检。

以往认为宫旁淋巴结是盆腔淋巴结的最内侧部分，彻底的盆腔淋巴结清扫可以一起清除这组淋巴结。目前的观点认为宫旁淋巴结位于髂内血管内侧的子宫血管周围，是侧方宫旁组织的一部分，不属于常规盆腔淋巴结清扫范围。按照Yabuki和Hockel提出的解剖新理念，侧方宫旁组织并非对子宫起支撑作用的主韧带，而是子宫的供应系统，包括供应子宫的血管、自主神经及宫旁淋巴组织。其中，宫旁淋巴结切除与根治性操作最为相关。像传统手术一样大把钳夹宫旁组织不但会导致不必要的血管和神经损伤，增加并发症，还会遗漏其中的宫旁淋巴结。Q-M分型提出的B2型手术主张对侧方宫旁组织采用更为精细化的操作，通过单独切除宫旁淋巴结来增加对侧方根治性，且不增加并发症。宫旁淋巴结单独切除送检，避免了病理取材的不足，减少了对转移淋巴结的漏诊。B2型手术的腹侧及背侧宫旁组织的切除范围并未扩展，这有别于C型手术。

B2型手术对于宫旁淋巴结的单独切除也是为了适应即将广泛开展的早期宫颈癌前哨淋巴结识别活检技术。宫旁淋巴结距离宫颈原发灶最近，多数情况都会是前哨淋巴结。中国医学科学院肿瘤医院前期利用生物活性染料进行早期宫颈癌前哨淋巴结识别研究，发现宫旁淋巴结是普遍存在的，而且大多数是前哨淋巴结。一部分宫旁淋巴结沿子宫动脉伴行的淋巴管分布，另一部分分布在下方的子宫深静脉周围。有时多个宫旁淋巴结散在分布。这些宫旁前哨淋巴结体积较小，而且容易受到附近宫颈原发部位注射的示踪剂干扰,术中反而不容易识别。已有多项研究发现宫旁部位的前哨淋巴结识别率远远低于盆腔。B2 型手术对宫旁淋巴组织的单独处理有助于对这一区域前哨淋巴结的识别。术中应注意识别沿子宫动脉分布的淋巴结,并对子宫深静脉周围的宫旁前哨淋巴结进行活检。识别失败的病例应对宫旁部位的所有淋巴脂肪组织进行切除。

除了单独切除宫旁淋巴结以外,B2 型手术的其他切除范围与 B1 型手术相同。侧方宫旁组织处理也要求在输尿管“隧道”水平切断子宫动、静脉,而不是髂内血管水平。如何在子宫血管外侧部分保留的情况下彻底切除周围的宫旁淋巴脂肪组织,技术上有待探讨。另外,本手术的指征在 Q-M 分型中并未提及,有待进一步明确。

二、手术步骤与技术要点

(一)单独切除宫旁淋巴结

在进行盆腔淋巴结切除以后,B2 型手术要求对宫旁淋巴结进行单独切除。通过纳米炭炭黑标记,可以看到宫颈的淋巴引流经宫旁到达盆腔淋巴结。宫旁淋巴结与盆腔淋巴结实际上是延续性的,但人为用髂内动脉分成了两部分。盆腔淋巴结切除一般只切除髂内动脉外侧的淋巴脂肪组织,所以盆腔淋巴结清扫后还是会遗漏宫旁的淋巴结。宫旁淋巴结是距离宫颈最近的一组淋巴结,往往隐藏着转移灶,要彻底清除,不能遗漏。B2 型手术对侧方宫旁组织处理就是强调对宫旁淋巴结进行单独切除,对宫旁的血管进行裸化,但子宫血管的切除放在输尿管“隧道”水平。这种处理方法介于 B1 型和 C1 型手术之间,充分体现了 Q-M 分型的个体化处理特点。

宫旁淋巴结切除术包括对两个部位的淋巴结进行切除,一个是与子宫动脉伴行的淋巴结,另一个是子宫深静脉周围的淋巴结。在宫颈注射纳米炭示踪剂,进行前哨淋巴结的识别时,可以看到纳米炭染黑的淋巴管沿着子宫动脉方向走行,这是一条非常重要的宫颈淋巴引流通路,这条淋巴链上就有小的宫旁前哨淋巴结,呈串珠样分布。宫颈癌往往沿着这条通路经过宫旁前哨淋巴结,转移到髂血管周围的盆腔淋巴结。对这些黑染的宫旁淋巴管和淋巴结要进行单独切除。B2 型手术强调对宫旁淋巴结进行单独切除,不仅为了提高 B 型手术侧方宫旁组织的根治性,也为了提高宫旁部位前哨淋巴结的检出率,以便配合今后宫颈癌前哨淋巴结识别技术的全面应用。

除了切除沿着子宫动脉分布的宫旁淋巴结以外,B2 型手术还要切除子宫深静脉周围的宫旁淋巴结。B2 型手术的技术要点是打开膀胱旁间隙和直肠旁间隙,暴露子宫深静脉,仔细分离侧方宫旁的结构,尽量整块切除子宫深静脉周围的淋巴脂肪组织。切除宫旁淋巴脂肪组织的外侧界位于闭孔神经的内侧深部,常规的盆腔淋巴结清扫并未达到这个界限。侧方宫旁组织就是以前说的主韧带,新的 Q-M 分型中摒弃了主韧带这个概念，强调了侧方宫旁组织由子宫动脉、子宫浅静脉、深静脉和宫旁淋巴脂肪组织组成。B2 型手术要求在这些血管周围清除宫旁淋巴脂肪组织，却不要求子宫血管在根部切断。所有的子宫血管选择在输尿管内侧切断，与 B1 型手术相同。

(二) 识别输尿管

输尿管是 B 型手术最重要的解剖标志，侧方宫旁组织的切除范围就是限于输尿管“隧道”水平。因宫旁淋巴结切除此在进行宫旁组织切除前需要清晰显露输尿管的走行。为了便于处理子宫骶韧带，输尿管也要与阔韧带后叶的腹膜分离。

(三) 切除背侧宫旁组织

B 型手术切除的背侧宫旁组织，就是指子宫骶韧带。处理子宫骶韧带前，先在子宫和直肠之间打开子宫直肠反折腹膜，打开位置既不能太靠近子宫，也不能太靠近直肠，要选择在中间打开。用超声刀仔细分离，找准阴道和直肠间的疏松间隙，再轻柔地下推直肠，就可以做到无血操作。B 型手术只要求在腹膜反折的水平切断子宫骶韧带，这样比 PiverⅡ型描述的“子宫骶韧带切除 1/2”解剖标志更加精确。打开冈林间隙能更容易处理子宫骶韧带。子宫骶韧带中没什么大血管，超声刀就可以轻松切断。子宫骶韧带切断的部位距离输尿管下方的腹下神经还有一段距离，因此 B2 型手术也不涉及自主神经保留问题。

(四) 下推膀胱

在处理腹侧宫旁组织前先打开子宫膀胱反折腹膜，深度下推膀胱，推膀胱时准确分清层次就可以做到无血操作。操作要点是膀胱向正下方下推，同时也要向侧下方下推，暴露两侧的阴道旁间隙。阴道旁间隙对于宫颈癌根治性手术非常重要，利用这个间隙，就可以将末端输尿管轻松推开，缩短输尿管“隧道”处理的长度，这是个很不错的操作技巧。

(五) 处理子宫动脉

处理输尿管“隧道”前先要处理子宫动脉。处理前要在输尿管“隧道”的入口上方寻找子宫动脉跨越输尿管形成几根滋养支这一结构，就是常说的“桥下流水”。B 型手术要求在输尿管正上方切断子宫动脉，这样可以尽量保留子宫动脉的输尿管滋养支，增加输尿管血供。因为子宫动脉在这个地方切断靠输尿管最近，采用双极电凝处理子宫动脉可能会造成输尿管的热损伤。采用血管夹处理比较安全，前提是子宫动脉要充分裸化。

(六) 处理输尿管

跨过子宫动脉以后，输尿管“隧道”的顶部就无大血管，以疏松组织为主。这里强调用超声刀细致耐心地分离,小的跨越血管可以直接用超声刀切断。腹侧宫旁组织这个部位结构比较密集,向同侧牵拉输尿管和膀胱,可以帮助暴露操作间隙,使输尿管与下方的静脉丛分离。这样就创造了一定的安全距离,避免止血对输尿管的损伤。

(七)处理腹侧宫旁组织

输尿管外推后,开始进行腹侧宫旁组织处理,即膀胱颈韧带后叶。这个部位可以看到输尿管是"躺在"下方静脉丛上的,这些静脉丛是以子宫深静脉属支为主,就是所谓膀胱宫颈韧带后叶,形象地被称为"输尿管床"。宫颈癌手术的出血主要由这些静脉丛造成。静脉丛一般有三根血管是经常遇到的,有时存在变异。处理这个部位时应尽可能将这些静脉一根根分出,单独处理,这样止血效果更好。这个部位比较适合用低能量方法进行处理。低能量法的前提是先用超声刀进行精细的解剖分离,将静脉逐根裸化,再采用血管夹夹闭、切断。这样就可以尽量避免双极电凝的使用,减少电热损伤。对每个结构都进行抽丝剥茧一样的精细化处理也是 Q-M 分型的一个大原则,腹腔镜为精细化操作提供了很大的便利。宫旁血管的处理都是在输尿管水平进行的,膀胱宫颈韧带只要求部分切除。

(八)切除阴道

距离穹窿 1 cm 处环形切开阴道,切除子宫体,经阴道取出手术标本,再缝合阴道残端。将阴道旁组织与阴道一起缝合,有利于止血。B2 型手术的阴道切除距离与 B1 型相同,也是 1 cm,推荐应用于早期宫颈癌患者。

第五节 根治性宫颈切除术(B1 型手术)

一、概述

近年来宫颈癌的发病呈现明显的年轻化趋势,其中<40 岁有保留生育功能意愿的早期宫颈癌患者约占 15%。如果对这些患者采用标准的广泛性子宫切除术,则致使其生育功能丧失。这无论对于患者,还是对于她的家庭,打击都是沉重的。根治性宫颈切除术(RT)作为一种保留患者生育功能的手术方式,目前已经得到开展,今后也将会有良好的应用前景。RT 是对宫颈进行广泛性的切除,范围包括宫颈、宫颈旁组织和部分阴道,广泛性切除宫颈后再将保留的子宫与阴道断端吻合和重建。在 Q-M 新分型中,根治性宫

颈切除术归为 B1 型手术。手术指征一般为 I A2 期及 I B1 期的早期宫颈癌患者鳞状细胞癌为主,腺癌要慎重。根治性宫颈切除术要充分考虑患者意愿,并充分地进行生育评估,排除不育因素后才可以实施。

RT 的提出至今也有 30 年的历史。1989 年法国妇科肿瘤专家 Dargent 完成了首例 RT,采用的是腹腔镜辅助阴式根治性宫颈切除(LVRT)的手术方法。由于处于发展初期,腹腔镜技术不成熟,所以 LVRT 仅在腹腔镜下完成盆腔淋巴结切除,其余复杂操作均经阴式完成。经阴道完成广泛性宫颈切除,操作空间狭小,可能导致宫旁组织切除范围不足,影响根治性。RT 手术后来发展了多种入路,包括:经腹根治性宫颈切除术(ART)、腹腔镜根治性宫颈切除术(LRT),以及本章节所介绍的阴式辅助的腹腔镜下根治性宫颈切除术(VALRT)。VALRT 充分发挥了腹腔镜在切除淋巴结、处理宫旁组织及游离输尿管等精细化操作上的优势,以及阴式切除宫颈、宫体与阴道吻合操作的便利,而且充分保证了手术无瘤化。这是当今临床最常采用的一种 RT 术式。

RT 的第一个技术要点是对盆腔淋巴结的处理问题。由于适合保留生育功能的患者期别偏早,盆腔淋巴转移率低,进行系统的淋巴结清扫会使得绝大多数患者“陪绑”。盆腔淋巴结清扫会引起淋巴囊肿、淋巴水肿等并发症,影响术后生活质量,而且淋巴清扫引起的粘连也会影响生育。前哨淋巴结活检(SLNB)技术可以作为一种优化的解决方法,即在宫颈肿瘤周围注射一定量的示踪剂后,示踪剂沿着与肿瘤相同的淋巴引流到达第一站淋巴结——前哨淋巴结(SLN),术中可以通过在示踪剂指不下取得 SLNB。如果快速病理检查未发现 SLN 转移,则可以免于淋巴结系统切除。今后接受 RT 患者将受益于术中 SLNB 技术的开展,但当前 SLNB 还未广泛应用于宫颈癌手术。对于 RT,大部分专家还是主张对盆腔淋巴结进行系统切除术,并对所有淋巴结进行冰冻病理评估。如果发现任何部位的淋巴结转移,则不适合行 RT,需要改行广泛性子宫切除术。

RT 的第二个技术要点是子宫动脉的处理问题。尽管切除子宫动脉,单纯依赖固有韧带就可以维持子宫的血液供应。但当前的 RT 还是主张保留子宫动脉上行支,只切除下行支,目的是增加孕期子宫的血供,提高妊娠成功率。在保留子宫动脉上行支的条件下切除宫旁组织,会使手术难度大大增加,特别是解剖输尿管的步骤。此外,将子宫动脉螺旋结构彻底打开,准确识别并切断下行支,这些操作也很有难度。

RT 的第三个技术要点就是阴式切除宫颈标本及生殖道重建。峡部切断宫颈时应注意保护子宫动脉上行支。同期进行峡部环扎有利于减少孕期流产。切除宫颈标本后应注意对子宫峡部断端进行快速病理评估,切缘阳性或者切缘不足均要考虑切除子宫,以保证根治性。

按照 Q-M 分型中 B1 型手术范围,RT 手术要求在输尿管“隧道”水平切除侧宫旁组织,子宫直肠腹膜反折水平切除背侧宫旁组织,腹侧宫旁组织做部分切除,阴道只切除 1 cm。这些范围一般不会造成盆腔自主神经的损伤,术中不涉及盆腔自主神经保留问题,术后患者生活质量较好。值得关注的是,通过 RT 已经有很多的年轻宫颈癌患者在根治肿瘤同时,实现了生育,圆了"母亲梦"。但 RT 技术复杂,还存在普及上的瓶颈。对其适应证还有争议,仍要在根治性和生育保留之间权衡。接受 RT 治疗的患者,术后宫颈的功能完全丧失,所以需要人工助孕的方法实现生育,而且困难较多,生育率并不理想。但毕竟给这些年轻宫颈癌患者带来了希望,这对于她们是弥足珍贵的。

二、手术步骤与技术要点

(一)SLNB

对于接受 RT 的早期宫颈癌患者,盆腔淋巴结转移率较低,如果实施系统性的淋巴结清扫,大多数患者并不受益,而且会加重手术创伤和术后粘连,影响未来生育。根据手术新的分型,这些患者适合接受 SLNB。目前国际指南推荐的 SLNB 方法是吲哚菁绿(ICG)近红外荧光识别法。

手术开始时,需要在患者的宫颈局部注射 ICG 作为示踪剂。ICG 一般注射在 3 点及 9 点的宫颈黏膜下,应避免将药物注射到肿瘤内,过深过快地推注也是要避免的。

注射 ICG 后,通过荧光腹腔镜观察,可以看到淋巴管吸收了 ICG,发出的荧光可以透过腹膜。此时应及时打开盆腔腹膜,进行 SLN 的识别与切除。为了手术操作方便,可以先暂时切断圆韧带,手术后再重新吻合。

打开盆腔侧腹膜后,沿着荧光标记的淋巴管就可以发现荧光标记的淋巴结,这些淋巴结就是 SLN,SLN 一般分布在宫旁组织内和髂血管周围。术中分别切除这些 SLN,送冰冻快速病理检查。如果发现有淋巴结转移就要放弃保留子宫,改为标准的广泛性子宫切除术。此处应注意不要遗漏宫旁的 SLN,这些淋巴结较小,容易和淋巴管混淆。但这一站淋巴结是淋巴引流的必经之路,转移风险较高。

荧光方法的优点是可以识别位于组织深部的 SLN,而且荧光示踪剂在普通白光下不会对术野造成污染。实施 SLNB 等于切除高危转移的淋巴结,且并未对盆腔的淋巴引流区域造成太大扰动,手术创伤小。虽然尚未临床普及,但是对于早期患者以 SLNB 取代淋巴清扫是大势所趋。

(二)处理附件及侧方宫旁组织

实施保留生育功能的手术,要特别注意保护输卵管和卵巢,输卵管要尽可能避免触碰和夹持,卵巢的血管也要完整保留,这是术后子宫的主要血供来源之一。一些术者在实施 RT 时只保留这一路卵巢的血供,不保留子宫动脉,子宫完全依靠固有韧带方面的供血,这种做法可以简化手术步骤。本章所介绍是另一种保留子宫动脉上行支的方法,步骤比较复杂,但可以增加子宫的血供,为当今主要推荐的一种 RT 方法。

首先要处理侧方宫旁组织。处理侧方宫旁组织时要先暴露膀胱旁间隙及直肠旁间隙,主要目的是在两个间隙之间分离出子宫动脉的主干,避免在下面手术步骤中误伤。由于不必扩大侧宫旁切除范围,膀胱旁间隙及直肠旁间隙也没有必要彻底打开,子宫深静脉无须暴露,宫旁淋巴结也不需要切除,这些均符合 B1 型手术的标准。

(三)切除背侧宫旁组织

在处理背侧宫旁组织前先要将输尿管清晰暴露,并将输尿管与阔韧带后叶腹膜分离。再将阔韧带后叶腹膜向子宫骶韧带方向打开,为切除子宫骶韧带创造条件。由于 RT 的切除范围不涉及盆腔自主神经保留问题,子宫骶韧带外侧的冈林间隙也没必要打开。切开子宫直肠腹膜反折后,将直肠下推,在子宫直肠腹膜反折水平切断子宫骶韧带,这完全是按照 B1 型手术对背侧宫旁组织的处理标准。

(四)下推膀胱

和其他分型的宫颈癌根治术一样,RT 也要在处理完侧方宫旁组织和背侧宫旁组织以后,再处理腹侧宫旁组织。处理腹侧宫旁组织前,先下推膀胱。深度下推膀胱对于 RT 是一个非常关键的手术步骤,不但关系到手术切除范围,也关系到阴道与子宫的重建。接受 RT 的很多患者都接受过诊断性锥形切除术,此手术会造成阴道和膀胱之间的粘连,致使下推膀胱操作困难。操作时应注意将膀胱向腹侧牵拉,注意仔细分清层次,避免误伤膀胱。在 RT 手术中同样要注意,将膀胱向外侧下方推,推出阴道旁间隙。暴露这个间隙,将有利于完成下一步输尿管解剖的手术步骤。

(五)处理输尿管

保留子宫动脉上行支的 RT 最大的难度是在输尿管的处理这一步骤。如果手术不保留子宫动脉,在游离输尿管前需要将子宫动脉切断后翻起,找到子宫动脉的输尿管滋养支后切断,子宫动脉就可以与输尿管完全分离开,不会对下一步处理输尿管“隧道”顶部操作造成干扰,反而容易。RT 保留子宫动脉的主干,处理输尿管“隧道”顶部的操作会一直受到跨越上方的子宫动脉干扰,难度较大。这里的操作要点是先将子宫动脉和输尿管周围的疏松组织尽量打薄,清晰暴露“桥下流水”结构,再伸入子宫动脉下方,切断子宫动脉发出的输尿管滋养血管,输尿管就可以与子宫动脉分离了。此时应注意保持一定的张力,牵拉输尿管,操作要力求精准。

越过子宫动脉以后,还要继续向膀胱方向打开输尿管“隧道”顶部,即膀胱宫颈韧带浅层。这个部位的操作要点是先要尽量扩大阴道旁间隙,利用阴道旁间隙,缩短输尿管“隧道”处理的距离。“隧道”顶部的组织要一层一层地打薄,到达输尿管“膝部”时,对横跨膀胱和宫颈之间的膀胱浅静脉用超声刀直接闭合、切断。利用向侧方牵拉膀胱形成的操作空间，始终沿着输尿管内侧处理组织，这样就可以将输尿管逐步向侧方游离开。此处应注意分清输尿管下方的静脉丛，避免损伤出血。

（六）切除腹侧宫旁组织

当输尿管完全外推后，下一步是进行腹侧宫旁组织的处理，即膀胱宫颈韧带后叶静脉丛的处理。这个部位的静脉丛来自子宫深静脉及其属支膀胱中静脉、膀胱下静脉，损伤这些静脉会造成术中大量出血。本书其他章节也介绍了这个部位的处理要点，包括对静脉进行精细分离，逐根闭合，可以减少出血。接受 RT 的患者很多曾接受过诊断性锥形切除手术，锥形切除引起的炎症反应会导致宫旁组织粘连，静脉难以逐根裸化。对于这种患者可以采用双极血管闭合器进行整片的闭合。

（七）处理子宫动脉

处理完宫旁组织之后，就可以进一步将子宫动脉进行裸化。裸化子宫动脉时操作要力求精细，应尽可能将子宫动脉螺旋结构打开，这样可以延长子宫动脉的长度，以便满足切除宫颈后子宫体与阴道断端吻合的需要。在贴近子宫侧壁的部位，应注意仔细分辨子宫动脉上行支和下行支，下行支要切断，注意不要误伤上行支，特别是在上行支与下行支交汇的部位进行电凝操作时。处理完子宫动脉后，就可以界定根治性宫颈切除的范围，上界为子宫峡部，下界到阴道切缘，侧方包括宫旁组织及子宫动脉下行支。

（八）切开阴道

处理完宫旁组织后就可以切开阴道。RT 切除阴道的长度按照 B1 型手术标准应为 1 cm，所以应注意不要过长地切除阴道。切除阴道过长会影响术后性生活质量，对于有生育要求的患者应尤其注意。更重要的是，阴道切除过长会增加阴道与子宫吻合时的张力，造成子宫过度牵拉，会影响子宫的血液供应。阴道环形切开以后，手术就转为阴式操作。

（九）阴式宫颈广泛切除

将预计切除的宫颈拽出阴道，在切除的上界水平钳夹，横断宫旁组织，此处相当于子宫峡部，钳夹时应注意不要带上保留的子宫动脉上行支。处理完宫颈旁组织后，就可以在子宫峡部的位置横断，广泛性切除宫颈。子宫峡部的断端切缘要取组织送快速冰冻检查，如果切缘有肿瘤侵犯，还要放弃保留子宫，转为子宫切除。切除的宫颈标本要立刻做剖视。如果发现病灶位于子宫颈管内，距离子宫峡部切缘过近（<1 cm），这时也要放弃保留子宫。切除宫颈后要对子宫峡部创面进行缝合止血。缝合前应用探针探明宫腔位

置，避免缝住宫口。缝合创面一般采用可吸收性线“8字”缝合止血效果好。

（十）生殖道重建

处理完子宫峡部断端后，接下来进行残余子宫峡部与阴道的吻合。如患者有生育要求，吻合前要对子宫峡部进行环扎。应采用 Mersilene 专用环扎带进行环扎，注意线结应打在子宫峡部后方，以避免线结对膀胱的刺激。吻合子宫与阴道时要注意按解剖位置对齐，不要错位，缝合尽量采用“8 字”缝合，这种缝合比较牢固，注意针距要紧凑。吻合完毕后宫腔内放置较粗的蘑菇头尿管，扩张宫口，避免粘连。

（十一）盆腔检视及腹膜化

阴式完成子宫阴道吻合，重建生殖道以后，要再转回腹腔内检查。一方面检查吻合口有无错位，另一方面检查子宫的血运是否满意，体现在子宫颜色正常及子宫动脉搏动良好。由于要保留患者的生育功能，手术结束前要对盆腔进行缝合腹膜化，以降低术后粘连对生育的影响。术中切断的圆韧带也要重新缝合。

第六节　C1 型手术

一、概述

C 型手术与广泛性子宫切除手术对应，是应用最为普遍的一种宫颈癌根治性手术方式，指征为ⅠB～ⅡA 期患者。这种术式与 PiverⅢ手术类似，但 C 型手术参照的解剖标志更为明确。切除范围包括：将子宫动脉由起始部切断，输尿管彻底游离，在髂内水平切除侧方宫旁组织，腹侧宫旁的膀胱宫颈韧带切除到膀胱，背侧宫旁的子宫骶韧带要求切除到直肠。根据是否保留盆腔自主神经，又分为 C1 型（保留盆腔自主神经的广泛性子宫切除，NSRH）及 C2 型（不保留神经的广泛性子宫切除，即经典广泛切除）。

NSRH 手术的提出是基于解决宫颈癌根治性手术对盆腔自主神经结构的损伤所带来的一系列并发症及生活质量问题。盆腔自主神经结构由腹下神经（副交感神经）、盆腔内脏神经（交感神经）及两者汇合而成的下腹下神经丛组成。再由下腹下神经丛发出子宫支、膀胱支、直肠支，分别支配子宫、膀胱和直肠，分别调节排尿、排便及性功能。手术大范围的切除宫旁组织，会对盆腔自主神经结构造成损伤，导致术后膀胱、直肠及性功能障碍。其中以膀胱功能障碍最为突出，有报道其比例高达 76%。腹腔镜的应用减少了手术创伤,促进了术后的恢复,但仍有37%的患者存在术后排尿功能问题。为了提高患者的术后生活质量,日本学者早在20世纪60年代提出了NSRH,即“东京方法”。经过半个世纪的发展,大量研究已经证明NSRH可行,主要效果体现在能显著促进患者术后排尿功能的恢复,也有研究表明NSRH可以改善患者术后的排便功能及性功能。NSRH体现了当今“等同重视手术根治性与生活质量”这个新理念,因此被列入新的Q-M手术分型系统,归为C1型手术,今后将全面普及。

目前,Q-M分型只在解剖上限定了C1型手术的切除范围,没有提供标准的手术步骤。研究所报道的C1型手术方法不统一,但共同点是将盆腔自主神经各个结构从宫旁组织中做精细分离并保留。主要包括以下3个技术要点。

(1)在背侧切除子宫骶韧带时保留腹下神经。

(2)在切除侧方宫旁组织时保留子宫深静脉下方的盆腔内脏神经。

(3)在切除腹侧膀胱宫颈韧带时保留盆腔自主神经丛的膀胱支。这些盆腔自主神经结构细小难以识别,而且紧邻宫旁的静脉丛,手术分离的难度较大。有研究者借助神经电刺激装置、超声吸引器(CUSA)、水刀等特殊器械来完成手术,手术步骤复杂,可重复性差。另外,对自主神经结构的过度解剖操作及周围电手术器械的应用也会对神经功能造成损伤。近年来,腹腔镜的广泛应用为C1型手术的开展提供了很多有利条件,如手术视野的放大作用和精细化操作有益于对自主神经结构的识别和分离,但还是不能克服分离自主神经步骤复杂的问题。有研究者指出,腹腔镜C1型手术技术要求很高,需要依赖一个专业性技术团队,很难在多个医疗中心推广。

另外,C1型手术是否影响预后是当前深受关注的问题。已有两项大样本Meta分析显示C1型手术不影响预后,这些研究中大部分病例采用开腹手术入路。一项小样本前瞻性随机对照研究发现开腹C1型与C2型手术比较,10年无病生存期(DFS)无显著差异。目前尚缺乏多中心、大样本的随机对照试验(RCT)来最终评估C1型手术的根治性。术式复杂、不统一是根本原因,尤其是对于技术要求较高的腹腔镜C1型手术。2017年Q-M分型的更新版本强调了C1型占主导地位,只有在无法保留自主神经的情况下才选择C2型手术。因此,临床上急需简化的C1型术式来推动这项技术的推广普及。

二、手术步骤与技术要点

(一)暴露腹膜外间隙

C1型在广泛性切除宫旁组织的同时,要把整个盆腔自主神经丛分离出来并进行保留,几乎要涉及盆腔所有的解剖结构,是宫颈癌根治性手术中难度最大的一种。手术先要彻底打开盆腔侧壁的腹膜,将圆韧带在远端切断。虽然圆韧带的切除范围不影响手术的根治性，但是根部切断可以避免圆韧带对术野的遮挡。

先识别髂内动脉，顺势在髂内动脉的外侧打开闭孔间隙是个很不错的操作习惯。对于宫颈癌根治术来说，髂内动脉是个重要的解剖标志，用于划分外侧的淋巴清扫区域和内侧的子宫广泛切除区域。暴露闭孔间隙有利于显露闭孔神经等侧盆壁解剖结构，以及侧方宫旁组织的深部结构，为下一步操作创造空间。利用盆腔固有间隙，可以使术者便捷地到达盆腔深部进行操作，从根部切断宫旁组织，这是宫颈癌根治术的操作技巧之一。

(二)处理附件

如果需要保留卵巢的患者，先进行卵巢保留。目前不主张将输卵管与卵巢一起保留，不但不会增加卵巢的血供，反而增加术后输卵管囊肿的发生概率。先切除输卵管，再电凝、切断固有韧带。将卵巢与骨盆漏斗韧带一起向头侧游离，置于结肠旁沟部位，备悬吊。先处理附件便于下一步盆腔淋巴结切除的手术操作。

(三)切除盆腔淋巴结

接下来进行盆腔淋巴结切除。对于浸润型宫颈癌患者进行彻底的系统性淋巴结切除是十分必要的，要打开髂血管与腰大肌之间的间隙，直到闭孔神经下方的盆底肌肉表面，进行淋巴脂肪组织的整块切除。淋巴结清扫清晰暴露了侧盆壁的各个结构，进一步为广泛性子宫切除创造了条件。

(四)切除侧方宫旁组织

先在髂内动脉的内侧打开膀胱旁间隙和直肠旁间隙。可以看到髂内动脉成为闭锁的脐动脉之前发出的最后一根血管——膀胱上动脉，此处需注意膀胱上动脉有时会与子宫动脉混淆，膀胱上动脉比子宫动脉直径要小，可以直接用超声刀闭合切断。

直肠旁间隙和膀胱旁间隙需要充分地暴露。两个间隙之间的一片组织就是以前所说的“主韧带”，形成所谓“鹰眼”结构。最新的理念中主韧带不是韧带，而是由子宫动脉、子宫静脉，周围的宫旁淋巴脂肪组织，以及深部的自主神经组成的复杂结构，是一套完整的子宫血管、神经、淋巴组成的供应系统。新的手术理念要求对其中的各个结构进行分别处理。C 型手术的子宫动脉要从髂内动脉起始部切断。对于子宫动脉和子宫深静脉周围的宫旁淋巴脂肪组织要单独切除。宫旁淋巴结是距离宫颈最近的一组淋巴结，转移风险较高，要彻底清除，不能遗漏。按照当前的手术精细化理念，不再主张整块切除“主韧带”，而是单独切除宫旁淋巴结。

切除宫旁淋巴脂肪组织后可以清晰暴露子宫深静脉，子宫深静脉是整个子宫和膀胱静脉丛回流的主干。下方就是盆腔内脏神经，由第 2 ~ 4 骶神经发出，为副交感神经。主管膀胱的排空功能，损伤后会出现排尿乏力、尿潴留等功能障碍。盆腔内脏神经束非常细小，在宫旁与腹下神经汇合成下腹下神经丛：子宫深静脉是解剖盆腔内脏神经的标志。

传统的子宫广泛性切除手术采用大把钳夹的方法将“主韧带”整体切除，解剖并不精细，常常造成子宫深静脉的出血难以控制，同时也会造成下方盆腔内脏神经损伤。Q-M分型特殊强调了精细解剖的重要性，按照C1标准需要根部切断子宫深静脉主干，再向子宫方向翻起，进一步分离出下方的盆腔内脏神经，进行保留。这部分的神经束非常细小，切忌过多分离操作，造成损伤。另外，根部切断子宫深静脉主干时止血一定要确切，应避免反复电凝止血对神经造成的电热损伤。

（五）切除背侧宫旁组织

在处理完侧方宫旁组织后，下一个步骤是处理背侧宫旁组织。背侧宫旁组织处理主要是切除子宫骶韧带。随着C1型手术范围的扩大，背侧宫旁组织的切除还包括一部分阴道直肠韧带。C1型手术要求在直肠水平切除背侧宫旁组织，这一水平的宫旁组织切除涉及其外侧深部的腹下神经保留问题。腹下神经是另一组盆腔自主神经，来自于上腹下神经丛，是交感神经，主管储尿功能，损伤后会出现尿频、尿失禁等储尿功能障碍。腹下神经在宫旁与盆腔内脏神经汇合，组成盆腔自主神经丛。在背侧宫旁分离腹下神经可以将输尿管作为重要的解剖标志，因为神经结构就位于输尿管的正下方。先将输尿管与阔韧带后叶腹膜分开，并将输尿管向前游离一段作为标志，在输尿管下方去分离腹下神经束。将输尿管完全游离会破坏下方的输尿管系膜结构，损失一些输尿管周围的腹下神经组织。

在输尿管与子宫骶韧带之间分离冈林间隙，利用这一间隙可以使内侧的子宫骶韧带与外侧的腹下神经束自然分开，这是目前NSRH手术的一个通用步骤。进一步打开子宫直肠反折腹膜，深度下推直肠，就可以按照C1型标准在直肠水平切断子宫骶韧带，也包括一部分阴道直肠韧带。与主韧带不同，子宫骶韧带是真正的子宫支持韧带，为结缔组织构成，内无主要血管，超声刀可以直接切过。在冈林间隙内侧切断子宫骶韧带，不会伤及外侧的腹下神经结构。

（六）下推膀胱

在处理腹侧宫旁组织之前，先打开膀胱子宫反折腹膜，下推膀胱。C型手术的阴道切除长度有所增加，所以需要加大下推膀胱的深度。这个步骤的技术要点是把子宫置于水平方向，并将膀胱向腹侧拉起，这样就可以找到膀胱和阴道壁之间的疏松界限，按照这个界限就可以将膀胱充分下推。膀胱不但要向正下方深度下推，还要向侧下方推，分离出阴道旁间隙。利用阴道旁间隙可以将输尿管末段与膀胱一起推开，从而缩短处理输尿管“隧道”的距离。充分暴露双侧的阴道旁间隙，可以减少游离输尿管的难度，使手术变得顺利，因此可以将阴道旁间隙戏称为“酒窝”间隙。

（七）处理输尿管

充分下推膀胱以后就可以进行输尿管“隧道”处理。输尿管“隧道”分为两部分，即子宫动脉输尿管滋养支和膀胱浅静脉。首先要处理的是子宫动脉跨越输尿管形成的滋养支。此处的技术要点是将已经切断的子宫动脉充分展开，输尿管也要尽量拉直，这样就可以暴露子宫动脉的输尿管滋养支。有时滋养支不止一根，要用超声刀将滋养支逐根切断，切断前要闭合彻底。滋养支血管虽然不会大出血，但是如果回缩至输尿管表面止血会很困难。处理完滋养支后就可以把子宫动脉向上翻起，彻底与输尿管分离。有时会有子宫动脉发出的向输尿管外侧的下行分支，要闭合切断。

下一个处理的结构是输尿管“膝部”。输尿管“隧道”顶部多为疏松组织。只有两根血管跨越，一根是子宫动脉，另一根是膀胱浅静脉。膀胱浅静脉连接于膀胱和宫颈之间，又称为膀胱宫颈血管。这根血管将输尿管拉向宫颈，形成弯度，即所谓“膝部”。此部位输尿管与宫颈之间是损伤的高发部位。操作要点是将膀胱和输尿管一同向外牵拉，在输尿管内侧用超声刀直接切断膀胱浅静脉。处理“膝部”后就贯通了阴道旁间隙，输尿管和膀胱一起自然向外闪开。由于缺乏对这个部位解剖的了解，既往开腹进行广泛子宫切除时，常用一把钳子插入输尿管上方，人为制造了“隧道”结构。打开“隧道”时，如果层次出现错误，往往会发生出血和输尿管损伤。这里采用腹腔镜精细化处理每一个结构后，就可以发现输尿管“隧道”其实并不存在！出血和损伤的概率也大大降低。

（八）切除腹侧宫旁组织

输尿管游离后，下一步处理下方的静脉。这些静脉是子宫深静脉的属支，主要包括子宫属支、膀胱中静脉及膀胱下静脉。盆腔自主神经丛就位于子宫深静脉属支形成静脉丛的下方，二者几乎是垂直关系。在处理侧方宫旁组织时，子宫深静脉的主干已经由根部切断。此处需要把静脉属支由盆腔自主神经丛上方翻起、切除，并将神经结构保留。将静脉丛与神经丛分离这一步骤难度最大，静脉丛的止血很容易对脆弱的自主神经造成热损伤，形成没有功能的“神经标本”。

继续利用阴道旁间隙，在输尿管下方分离出下腹下神经丛的膀胱支，并在膀胱支的内侧切断阴道旁组织。膀胱支呈扇形发散，保护膀胱支是C1手术的最终目标。膀胱支邻近阴道旁静脉丛，对阴道旁静脉丛的电凝止血又会造成盆腔自主神经膀胱支损伤的风险。

腹侧宫旁组织这个部位解剖结构密集，血管和神经紧邻，创造间隙、精细分离、精准止血对于保留自主神经功能十分关键。“头发丝大小的血管，巴掌大的出血，见血管就止；指缝宽的间隙，天地宽的空间，逢间隙便进”，这是非常受用的操作习惯。

(九)切除阴道

按照C1型手术标准,在距离穹窿2 cm处环形切开阴道,切除子宫体,经阴道取出手术标本,再缝合阴道残端。术后可以看到完整保留的盆腔自主神经丛各个结构,包括扇形的膀胱支。

第七节 C2型手术

一、概述

C2型手术与经典的广泛性子宫切除手术对应,是应用最为普遍的一种宫颈癌根治性手术方式。指征针对ⅠB~ⅡA期的宫颈癌患者。

传统的宫颈癌根治术已经经历了一百多年的历程。1898年奥地利的妇科专家Wertheim建立了经腹的广泛性子宫切除术,从而开创了宫颈癌根治性手术治疗的先河。在同一年代,美国John Hopkins医院的妇科专家Clark与Kelly也在尝试开展广泛性子宫切除术。由于当时受到麻醉、输血、抗生素等多方面条件的限制,开腹完成宫颈癌根治术需要冒非常大的风险,并发症发生率很高。1902年另一位奥地利妇科专家提出了经阴式的广泛性子宫切除,相较开腹手术出血少、恢复快,而且手术风险较低。但也有学者诟病阴式手术宫旁组织切除的范围受限,会影响手术的根治性。发源于欧美的宫颈癌根治术的特点是大范围地切除子宫骶韧带与主韧带,对于膀胱宫颈韧带的切除缺乏重视。

20世纪初期,以冈林秀一为代表的日本学者也在致力于创建一套独立于欧美的宫颈癌根治性手术方法。冈林秀一一生完成了3000余例宫颈癌根治术,1921年他提出了"冈林术式",成为日本宫颈癌根治性手术的基石。冈林术式的特点是除了广泛性切除骶、主韧带以外,还单独处理了膀胱宫颈韧带,使得膀胱进一步下推,宫旁组织的切除范围扩大。所以日本学者把ⅡB期宫颈癌也列为冈林手术的指征。冈林手术切断膀胱宫颈韧带会伤及其中的盆腔自主神经丛结构,引起的术后膀胱功能障碍问题突出。所以,之后的日本学者一直致力于研究如何在根治术中保留盆腔自主神经,具有代表性的是小林隆在20世纪60年代提出的"东京方法"。

同样在20世纪的60年代,美国妇科专家Meigs提出将盆腔淋巴结切除术加入宫颈癌根治术中。从此,宫颈癌根治术统一称为"Wertheim-Meigs手术"。但是,宫颈癌根治性手术的术式其实并未统一,学者们各自描述的手术方法之间有很大差异。为了将术式规范化,1974 年美国 M. D. Anderson 癌症中心的妇科专家 Piver 提出了第一版宫颈癌根治性手术的分型标准,即 Piver5 型手术分型系统,当今妇科肿瘤医师已经非常熟悉标准的宫颈癌根治术(Wertheim-Meigs)归为Ⅲ型手术,分型标准是术中需完全游离输尿管,子宫动脉由根部切断,骶、主韧带切除到根部,阴道切除 1/2。Ⅲ型手术是对宫颈浸润癌最为普及的一种手术方式。

PiverⅢ型手术基于欧美的根治术体系,强调大把钳夹、根部切断主韧带和子宫骶韧带,不包括对膀胱宫颈韧带中静脉丛的单独处理,所以大出血和副损伤等并发症的发生率高。另外,PiverⅢ型手术强调阴道切除 1/2,严重影响了患者术后的生活质量。20 世纪 70 年代宫颈癌放疗技术获得了长足发展,特别是后装近距离治疗取代了传统的镭疗,提高了宫颈癌的治疗效果,相对于根治性手术,采取放射治疗更加安全。所以,宫颈癌根治性手术的发展一度停滞。

20 世纪 90 年代以来,随着医学的进步,新理念与新技术不断应用于宫颈癌的根治性手术。在保证手术根治性的同时日益提倡提高患者术后生活质量,保留盆腔自主神经的广泛性子宫切除术成为研究的热点。这项新技术涉及精细的盆腔解剖结构,倒逼研究者对子宫周围的解剖进行再认识。其中提出了两个比较重要的理念,一项是日本学者 Yabuki 提出的子宫供应系统与支持系统理论,该学者认为主韧带是子宫的供应系统,包括血管、淋巴组织和自主神经,子宫骶韧带属于子宫的支持系统,属于真正的韧带,手术应该对不同的解剖结构进行精细化处理。另一项是德国学者 Hockel 提出的子宫全系膜切除(TMMR)理念,该理念认为肿瘤播散初期会局限在子宫的米勒管生发单元——"子宫系膜"(包括子宫、宫颈、阴道上段、宫旁血管及淋巴组织)内,将子宫系膜整体切除,可以增加手术根治性。按照以上理念,宫颈癌根治术应基于膜性结构,临床确实不能再以韧带的切除宽度作为手术根治性的标准。

20 世纪 90 年代以来,医学的进步还体现在微创手术的广泛应用。1989 年法国妇科手术专家 Darget 率先完成了首例腹腔镜的宫颈癌根治术。此后一些研究也证明腹腔镜应用于宫颈癌具有创伤小、出血少、患者术后恢复快、并发症少等多项优势。但是,最近发表于《新英格兰医学杂志》的前瞻性研究结果却发现腹腔镜手术的肿瘤结局差于开腹,目前并不鼓励对于宫颈癌患者实施腹腔镜手术。经历以往很长一段时期腹腔镜根治术的广泛开展,临床医生已经养成了应用腹腔镜放大的术野,精细处理每一解剖结构的手术习惯。更希望微创的大趋势不被改变,改变的是腹腔镜手术的方法,通过加强无瘤操作来避免手术对预后的不良影响。

这一切新理念、新技术催生了宫颈癌手术新分型,"淡化韧带,强调结构"正是 Q-M 手术新分型的主要原则。C 型手术虽然与标准的 PiverⅢ手术相类似,但界定切除范围的解剖标志更为明确,包括:将子宫动脉由髂内动脉起始部切断,输尿管彻底游离,在髂内血管水平切除侧方宫旁组织,腹侧宫旁的膀胱宫颈韧带切除到膀胱水平,背侧宫旁的子宫骶韧带要求切除到骶骨水平。与 PiverⅢ手术只强调骶、主韧带切除不同,C 型手术强调在背侧、腹侧及侧方三个维度上进行宫旁组织切除。C 型手术的阴道切除长度仅要求距离病灶 2 cm,较 PiverⅢ手术"切除 1/2 阴道"明显减少,保证了患者术后生活质量。本章所介绍的 C2 型手术是不保留盆腔自主神经的 C 型手术,技术难度低于 C1 型手术。虽然 Q-M 分型推荐 C1 型手术是未来的主流,但由于解剖原因或技术原因不能保留盆腔自主神经,或者肿瘤侵及范围影响神经保留,抑或肿瘤具有嗜神经因素时,出于安全考虑,均应实施 C2 型手术。C2 型手术的切除范围较 C1 型手术有所扩大,Q-M 分型推荐 C2 型手术的指征为ⅠB~ⅡA 期中肿瘤大体积的局部晚期患者,或者偏早的ⅡB 期患者也适合本术式。虽然经典广泛性子宫切除术已经广泛开展,但如何按照 Q-M 新分型标准完成 C2 型手术,临床医师仍需要更新理念和技术。

二、手术步骤与技术要点

(一)切除盆腔淋巴结

手术开始要先进行一个彻底的盆腔淋巴结切除。C2 型手术一般针对期别偏晚的宫颈癌患者,淋巴转移概率较大,对于盆腔淋巴结切除要求也高。要求清除髂血管周围的全部淋巴脂肪组织,清扫的下界一定要达到肛提肌表面,而且要做到整块切除。淋巴清扫暴露了侧盆壁的所有结构,同时也识别了输尿管的走行,为子宫大范围切除创造了条件。

(二)切除侧方宫旁组织

在完成盆腔淋巴结切除后,处理侧方宫旁组织一般比较顺势。由侧方切断子宫的主要血供后可以减少后续手术步骤的出血。处理侧方宫旁组织前,首先还是先打开膀胱旁间隙和直肠旁间隙,C2 型手术要把侧方宫旁组织切除到根部。因此,先将膀胱旁间隙和直肠旁间隙打到盆底,找到宫旁组织的根部,再进行切除是很好的操作技巧,即所谓"刨根问底"。直肠侧间隙底部要显露髂内静脉和分支,膀胱侧间隙底部要到肛提肌表面。侧方宫旁结构就是以前所说的主韧带,实际上是一个由子宫动脉、静脉、周围淋巴脂肪组织,以及下方盆腔向主神经组成的复合结构,是子宫的一套供应系统所以,新分型中删除了主韧带的概念,就是要求术者对这些结构进行单独的精细化处理。

对膀胱侧间隙和直肠侧间隙之间的侧方宫旁组织进行分离,就可以清晰地看到供应子宫的血管,包括子宫动脉、子宫浅静脉和子宫深静脉。基于精细化解剖的手术,要求由浅入深,将这些血管进行分开处理。这与传统根治术"眉毛胡子一把抓"式的钳夹主韧带的方法是不一样的。按照 C2 型手术标准,首先是根部切断子宫动脉,进而分离出子宫深静脉的主干，并从髂内静脉处闭合、切断。子宫深静脉主干如果在根部闭合不全的话，会向髂内静脉回缩，引起难以控制的深部盆腔出血，这里采用血管夹闭合大的静脉比较安全。子宫动脉和子宫深静脉之间，以及子宫深静脉周围就是宫旁的淋巴脂肪组织，这是距离宫颈原发肿瘤最近的一组淋巴结，需要重点清除。为了避免术后病理检查对宫旁淋巴结的遗漏，推荐采用单独切除送检的方法。根部切断子宫深静脉有利于彻底清除其周围的淋巴脂肪组织。按照 C2 型标准，对子宫深静脉下方的盆腔内脏神经不去刻意保留。

宫旁的静脉有时会出现变异。多数情况下膀胱静脉与子宫深静脉是从一个主干发出的，但有时膀胱静脉会在子宫深静脉的尾侧由髂内静脉直接发出。处理这些静脉主干时一定要分离清楚、闭合确切，否则引起髂内静脉出血且会比较凶险。采用血管夹处理比双极电凝处理更加保险。

先处理侧方宫旁组织，切断膀胱和子宫静脉的主干，有利于阻断血运，减少后续手术步骤的出血。另外，C2 型手术主要针对局部晚期的患者，先处理肿瘤的主要血管供应也符合无瘤操作原则。

(三)切除背侧宫旁组织

在处理侧方宫旁组织后开始处理背侧宫旁组织，就是彻底切除子宫骶韧带，并包括一部分的阴道直肠韧带。对于子宫骶韧带可疑受侵的病例，大范围地切除背侧宫旁组织可以达到手术根治效果。按照 Q-M 分型标准，C2 型手术背侧宫旁组织的切除范围比 C1 型扩大，要求达到骶骨水平，增加手术根治性。在大范围切除子宫骶韧带之前要做好充分的准备工作，后方的盆腔腹膜也要选样在距离子宫更远的部位打开。打开子宫直肠反折腹膜后，要准确分离直肠与阴道壁之间的间隙。利用直肠和阴道之间的间隙，将直肠充分下推。输尿管要向侧宫旁方向充分游离，并与内侧的阔韧带后叶腹膜彻底分离，输尿管下方的系膜也要完全打开。为了保证大范围切除子宫骶韧带，需要注意将直肠充分下推，并将输尿管充分外推。只有充分做好这些准备工作，才能将以子宫骶韧带为主的背侧宫旁组织在直肠外下方切除，接近骶骨的水平。为了达到 C2 型手术的肿瘤根治性，对于子宫骶韧带外侧的腹下神经束不再保留，而是随着子宫骶韧带一起切除。

(四)下推膀胱

宫颈癌根治性手术的顺序一般是在处理完侧方宫旁组织和背侧宫旁组织以后，再开始进行腹侧宫旁的切除。因为在切除侧方和背侧宫旁组织以后，子宫会获得很大的活动度，这样有利于下面要进行的膀胱下推和输尿管游离步骤。首先打开膀胱子宫腹膜反折，将膀胱下推。C2 型手术宫旁切除范围有所增加，所以要求更加深地下推膀胱，深度下推膀胱时要特别注意层次，层次不对很容易导致出血和损伤膀胱。操作要点是将膀胱用无损伤钳向腹侧牵拉，暴露出膀胱与阴道壁之间的疏松间隙，按照这个间隙下推层次就是正确的。另外,膀胱不但要向正下方推,也要朝外下方推,暴露出阴道旁间隙。利用阴道旁间隙可以缩短游离输尿管"隧道"的距离。

(五)处理输尿管

C2 型手术要求彻底游离输尿管。这一步骤处理输尿管的方法与前面章节介绍的 C1 型手术类似。先是切断子宫动脉的输尿管滋养支,使子宫动脉与输尿管分离,再切断横跨输尿管上方的膀胱浅静脉,处理所谓"膝部",就可以将输尿管游离外推。与 C1 型手术不同的是,C2 型手术清除了输尿管周围的所有组织,不但包括滋养血管,也包括下方的下腹下神经丛。对输尿管的彻底游离,使得输尿管血供减少、去神经支配及失去下方系膜结构的支持,都会使输尿管变得脆弱,术后积水和输尿管瘘的发生风险增加。所以,一定注意分清此部位解剖层次,精细操作,避免输尿管周围的电凝止血引发的电热损伤。输尿管彻底游离后,已经切除的侧方宫旁组织(主要包括子宫血管)就可以从外侧向子宫方向完全翻起。最后只需要处理膀胱宫颈韧带就可以完成腹侧宫旁组织的切除。

(六)切除腹侧宫旁组织

C2 型手术要求在膀胱壁水平切除腹侧宫旁组织。腹侧宫旁组织就是膀胱宫颈韧带,由前叶和后叶构成,中间夹着输尿管。之前讲的游离输尿管的操作就是在处理膀胱宫颈韧带前叶。游离外推输尿管后,就可以处理膀胱宫颈韧带后叶。这一步骤中,利用扩大阴道旁间隙,来缩短膀胱宫颈韧带的处理长度,这是一个非常实用的操作技巧。膀胱宫颈韧带后叶实际上就是膀胱和宫旁静脉丛,这个部位操作要特别注意,对静脉分离不够精细或是贴近子宫操作,都可能切破静脉壁,引起大量出血。如果输尿管没有充分被游离开,止血操作有造成输尿管损伤的危险。处理膀胱宫颈韧带后叶的技术要点是将输尿管和膀胱一起向同侧外上牵拉,扩大输尿管下方与静脉丛之间的间隙,为处理静脉丛操作制造充足的空间。另外,膀胱静脉丛一般由膀胱中静脉和膀胱下静脉的属支形成。在靠近膀胱的位置分出这些静脉逐根切断,能有效减少出血。采用血管夹夹闭静脉,再用超声刀切断,要比采用双极电凝凝闭血管止血更加确切,而且避免热损伤。但前提是要对这些静脉进行精细的分离和裸化。

(七)切除阴道

处理完宫旁组织,就可以切开阴道,切除子宫标本。与 C1 型一样,C2 型手术的阴道切除也要求 2 cm,但对于阴道受侵的患者,要根据实际情况,保证距离病灶达到 2 cm 的安全阴道切缘。

(八)检查手术切除效果

手术完成后,可以看到输尿管下方自主神经结构未保留,输尿管被完全游离,盆腔实现了骨骼化。宫旁组织得到最大范围的切除。

第八节 腹腔镜宫颈癌根治性手术的能量器械选择及使用

腹腔镜手术是器械依赖性手术,对于复杂的腹腔镜根治性手术来说,更加依赖精良的手术器械。随着科技的发展,大量的电外科手术器械应用于临床,使得腹腔镜手术操作更加顺畅,止血更加有效,大大提高了手术质量。告别了冷兵器时代的止血钳、剪刀和缝扎线,采用的电外科手术器械依靠的是能量。面对琳琅满目的电外科器械,术者就仿佛置身于能量超市当中。选择什么样的能量完成一台宫颈癌根治性手术是术者时刻需要面对的问题。本章将对单极电手术器械、双极电凝器械、双极血管闭合-切割器和超声刀 4 种主要能量器械的选择和使用进行介绍。

一、单极电手术器械

单极电手术器械是最传统,同时也是应用最为广泛的电外科器械。在当今开放性手术中普遍应用的电刀就是典型的单极电手术器械。为了适应腹腔镜下的精细操作,单极电手术器械的头部工作端设计得十分小巧,现在最常用的腹腔镜单极器械就是电钩。单极电手术器械的工作原理是当电流流过局部组织,组织对电流发生阻抗,产生热量来完成切割和止血。电切模式时电压平稳,电流大流量通过组织,产生汽化,切开组织,热量较低。电凝模式时,电压间断性加大,组织阻抗增加,局部产热来凝血,热量较高。使用单极电手术器械时,主机发出的电流在经过器械和人体组织后,需要经过负极板回流回主机,因此需要在患者体表粘贴负极板。手术器械头部精细,电流集中,产生高热量工作。负极板面积较大,电流分散,不会对人体造成影响。没有负极板,就缺少了回路,单极电手术器械就无法工作。

单极电钩成本较低,操作简便,在普通妇科腹腔镜手术当中应用普及。也有一些专家利用单极电钩小巧的特点,来完成解剖精细的腹腔镜宫颈癌根治性手术。电钩的使用方法:主要采用器械头部钩、挑的动作,配合切割和凝血模式来完成,可以凝闭管径在 3 mm 以内的小血管。电钩头部的能量非常集中,操作的稳定性较差,紧贴大血管周围操作非常不安全,容易造成误伤。但是,单极电钩能量集中,切割速度快,比较适合用于切开阴道残端等。采用单极电钩凝切组织时,操作温度超过 100 ℃,造成组织电灼、炭化,侧方热传导可以超过 1 cm,而且可以与其他器械发生单极耦联,这些都会对周围正常组织造成损伤。

二、双极电凝器械

双极电凝器械是腹腔镜妇科手术不可或缺的电外科器械,一般的止血操作主要靠双极来完成双极器械,不再需要负极板,电流直接在双极钳的两个钳口之间传导,经过钳夹的组织,产生热能止血。在腹腔镜宫颈癌根治性手术中双极电凝器械比较适合凝闭宫旁静脉丛。但双极电凝器械没有切割功能,凝闭之后一般采用超声刀切断。对静脉丛出血采用双极电凝器械止血,要点是将钳口之间敞开一定距离,使电流充分通过中间的组织,这样止血效果好。要采用间断鼓点式的激发,避免单次激发时间过久。如出现炭化,说明组织过热,这样会产生周围组织的热损伤。当然,如果能将静脉裸化成单根,再用双极电凝器械凝闭,效果最佳,一般可以凝闭 7 mm 直径的血管。

新型电外科工作站的双极系统内配有能量反馈功能,能将组织接受的能量及闭合程度及时反馈给主机,主机随时调整能量的输出,使器械的钳口温度不会过热,这样可以避免局部组织温度过高引起的侧方热传导。选择这样的智能型的双极设备,可以提高手术的安全性。

双极电凝器械主要依靠热能使血管壁脱水干燥、收缩,管腔内形成血栓堵塞血管来达到止血作用。未对管壁施加压力,所以管腔并未完全闭合,存在再出血的可能。

三、双极血管闭合-切割器

双极血管闭合-切割器具备了强大的闭合血管的能力。这种器械通过能量智能反馈调节,使钳口之间的组织在较低热量的条件下发生血管壁内的胶原释出,再在钳口部之间施以较高的压力,使胶原蛋白融合,彻底闭合血管腔,形成牢固的闭合带。闭合带可以承受 3 倍人体的收缩压,且侧方热传导较少。从闭合血管能力来评估,血管闭合-切割器械优于双极电凝。除此之外,这种器械还配备了同步切割功能。闭合血管之后钳口内出刀,就可以完成闭合切割一系列的操作,显著提高了手术效率。双极血管闭合-切割器适合对血管束和静脉丛的闭合,其中一些更先进的器械还带有连接杆的转向调节功能,可以将钳口调整到与静脉壁垂直的最佳工作角度进行闭合,大大降低了宫旁静脉丛处理的难度,不失为腹腔镜宫颈癌根治性手术的利器。

四、超声刀

双极血管闭合系统凝闭血管的能力较强，但并不适合进行精细化的解剖和分离操作。一台腹腔镜宫颈癌根治性手术可以说90%的步骤是靠超声刀来完成的，超声刀是一种特殊的电外科器械，作用机制并不是直接靠电热能，而是由器械将电能转换成机械能，机械能传递到刀头，形成刀头工作端每秒3.5万~5.5万次的水平振动，振动波可以打断蛋白质的氢链结构，使蛋白发生变性封闭血管腔。再借助刀头工作端与非工作端之间形成的剪切力，可以快速切开组织。在一些特殊条件下，单独利用刀头工作端也可以发挥切割作用，但一般是刀头两端配合操作。

超声刀刀头设计非常小巧，便于伸入盆腔的深部术野中进行连续的精细分离和切割，小的血管也可以一路凝闭，保持了清晰的术野。此外，也避免了器械的频繁更换。超声刀刀头部位无电流通过，在神经周围操作可以避免对神经的电刺激。另外，超声刀头工作温度保持在90 ℃以内，侧方热传导距离<1 mm，非常适合紧贴大血管精细清扫淋巴，这是其他电外科器械无法比拟的。除具有凝切功能以外，超声刀头还可以作为钝性分离工具，在子宫广泛切除术中打开直肠旁间隙及膀胱旁间隙等一些盆腔固有间隙。钝性分离与凝切功能相结合，术者又可以利用超声刀，层次清晰地下推直肠和膀胱。这些都是腹腔镜宫颈癌根治术的关键步骤。超声刀可以安全地闭合、切断像子宫动脉这样直径在5 mm以下的血管，注意采用低档慢切模式，切割时组织不要有张力。为更加确切地闭合血管，也可以采用“防波堤”式的凝切方法。输尿管解剖是腹腔镜宫颈癌根治术中的最难的步骤，超声刀的热传导较少，适合在输尿管周围进行精细化操作。此时，应牵拉膀胱和输尿管，制造一定的张力，以便利用超声刀在此分离疏松组织，暴露间隙，凝切小的血管，最终分清层次，达到无血通过输尿管“隧道”的效果。

先进的电外科器械一直在不断地改进工艺，追求“分离、凝闭、切割”的一体化，如同一把多功能的瑞士军刀，成为腹腔镜手术的利器。“工欲善其事，必先利其器”！术者要抱有开放的心态来积极尝试这些电外科器械，熟知其特性，并在实践中逐渐形成一套适合个人的使用技巧。能量器械提高了手术质量，这是正效应，但能量器械的热传导也会造成热损伤，这是负效应，也是能量器械的局限性所在。除了在使用中尽量减少负效应以外，采用血管夹等一些非能量器械进行补充，也是不错的选择（表7-2）。

表 7-2 一些能量器械的原理及特性

器械类别	能量	工作原理及用途	闭合血管直径/mm	切割速度	特点	最大侧方热传导距离/mm	代表器械
单极手术器械	电能	组织汽化切开、脱水干燥、凝闭血管	3	快	非常灵活	>10	高频电刀、电钩、电铲
双极电凝器械	电能	组织脱水、干燥、闭合血管	7	无	灵活受限	5~10	普通双极钳 ERBR 百克钳
双极血管闭合-切割器	电能机械性	形成胶原闭合带闭合血管壁,出刀切割	7	闭合后切割	灵活	1~5	强生 Enseal 威力 Ligasure
超声刀	电能转机械能	组织蛋白变性,闭合、切割、分离	5	中等	非常灵活	1	强生 ACE Olympas
非金属血管夹	机械性	夹闭	单根裸化血管	无	头部有锁扣,需要穿透组织	无	WECK Hem-O-Lok
金属血管夹	机械性	夹闭	单根血管或静脉丛	无	不用穿透组织	无	强生连发钛夹

第九节 腹腔镜宫颈癌根治性手术的低能量操作法

一、低能量操作法的概念

本节作者提出的低能量操作法(LEPRD)就是在手术中采用血管夹来夹闭血管,再使用超声刀切断或者剪刀剪断的处理方法。血管夹是机械性夹闭,无能量,超声刀也是利用机械能,工作热量较低。联合使用这两种器械进行操作不但止血确切,而且不会有侧方热传导,对于周围组织安全性高。

腹腔镜手术使用的血管夹有两类,一类是非金属血管夹,另一类是金属血管夹。常用的非金属血管夹是高分子聚合物血管夹,依靠特制腹腔镜施夹钳进行单发施夹。金属血管夹常用的是钛夹,可以多发钛夹预置在施夹钳中进行连续施夹。

与血管直径相对应,高分子聚合物血管夹可以有多个型号,一般采用中号和小号的情况比较多见。血管夹内口有倒刺,头部有锁扣设计,闭合血管非常牢靠。高分子聚合物血管夹的组织相容度好,不会造成周围组织排斥反应,而且不会有术后体内金属物残留。

二、低能量操作法的在宫颈癌根治术中的应用

(一)低能量法处理卵巢血管

在腹腔镜宫颈癌根治性手术当中,很多关键步骤都可以进行低能量化处理。对于不保留附件的患者,一般先处理骨盆漏斗韧带,此处常规采用双极电凝凝闭其中的卵巢血管束。在高位对骨盆漏斗韧带进行电凝时,热传导会对邻近的输尿管造成损伤风险。为了暴露术野,不断地牵拉漏斗韧带断端会使双极凝闭产生的结痂脱落,引起出血,需要反复电凝。这里适合采用低能量法处理骨盆漏斗韧带,前提条件是要对其中的卵巢血管束进行游离,避开输尿管,再采用血管夹夹闭血管束。这样的操作对于止血比较可靠,而且不会有热传导风险。

(二)低能量法处理子宫动脉

在C型手术中,于根部处理子宫动脉是一个关键步骤。通常先打开膀胱侧间隙和直肠侧间隙,充分暴露子宫动脉的起始部,为了闭合确切,切断子宫动脉先进行双极电凝,这样双极的热能会沿着子宫动脉传导,危及内侧的输尿管,造成损伤风险。在此,也可以采用血管夹夹闭子宫动脉,再进行切断,断端闭合更加牢固,而且没有热传导问题。

在B型手术当中,需要在输尿管的正上方切断子宫动脉,在这个部位子宫动脉非常接近输尿管,如果采用双极电凝,输尿管的热损伤概率更高。采用低能量法可以避免输尿管热损伤风险,且子宫动脉闭合更加确切。

在A型手术当中,要求在输尿管和子宫之间切除少部分宫旁组织,但不要求游离输尿管,这样输尿管面临较大的损伤风险,特别是采用双极电凝的情况下,容易造成热损伤。今后随着A型手术的推广,这个问题将受到临床高度重视。这里也适合低能量操作法。采用血管夹夹闭子宫血管和宫旁组织,再用超声刀切断,代替常规的双极电凝,大大增加了安全性。前提是要打开前后叶腹膜,将宫旁组织尽量裸化,这样施夹比较牢靠,因为非金属血管夹难以穿透腹膜。

(三)低能量法处理子宫深静脉

根部切断子宫深静脉主干是C型手术的又一个关键步骤,子宫深静脉主干粗大,起始部紧贴盆底的髂内静脉丛,采用双极电凝处理并不稳妥,一旦凝闭不全,出血非常凶

险，难以控制，而且子宫深静脉的下方紧邻盆腔内脏神经，这个地方电凝止血会对这组神经造成热损伤，影响 C1 型手术的效果。采用血管夹将子宫的深静脉夹闭以后，再进行切断会大大降低出血和热损伤的风险。对于粗大的髂内静脉分支可以采用血管夹进行多重夹闭，这样就增加了保险系数。

（四）低能量法处理腹侧宫旁静脉丛

输尿管下方的腹侧宫旁组织内分布着多根静脉，交错分布，属于宫旁和膀胱的静脉丛，处理这个部位时极易造成出血。常规采用双极钳进行电凝，即便反复电凝，也未必能满意止血。在此处电凝过度，热损伤除了危及输尿管以外，也会危及 C1 型手术保留下来的盆腔自主神经丛膀胱支，这是造成 C1 型手术效果不佳的主要原因：此处最能体现低能量操作的优势，采用低能量法时一定要尽可能地对静脉进行精细分离，要用超声刀彻底裸化血管，再用血管夹夹闭才能够牢靠。如果施夹之前血管周围还残留很多组织，血管夹头部锁扣结构就无法透过，则可造成施夹失败。对于一些粘连较重、血管无法分离的部位，不适合使用高分子聚合物血管夹，可以采用连发钛夹。

在腹腔镜宫颈癌根治性手术中采用低能量操作法，止血更加确切，更重要的是避免了能量器械造成的热损伤问题。

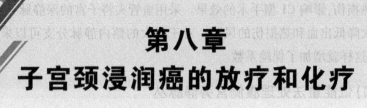

第八章 子宫颈浸润癌的放疗和化疗

第一节 子宫颈浸润癌的放射治疗

放射治疗是宫颈癌的主要治疗手段,适应范围广,各期均可应用,疗效好。宫颈癌规范的根治性放射治疗是体外照射联合腔内照射。术后辅助放疗需根据术后患者具体情况,结合手术范围、术后病理,可采用体外放射治疗或腔内放射治疗或体外加腔内放射治疗。近距离腔内放射治疗主要照射宫颈癌的原发区域,远距离体外放射治疗主要照射宫颈癌的盆腔蔓延和转移区域。

一、体外放射治疗

远距离体外放射治疗主要照射宫颈癌的盆腔蔓延和转移区域。

(一)放射野及剂量的设计

放射野大小应根据治疗方案(根治性、姑息性或辅助放疗)、肿瘤范围而定。

1.盆腔大野照射

一般包括下腹及盆腔,前后各一野相对垂直照射,野上缘在髂嵴(第4、5腰椎)水平,下缘在耻骨联合下缘(盆底)。如果FIGO分期是ⅢA期患者,建议下界包括全阴道。两侧缘在髂前上棘(股骨头内1/3,真骨盆最宽处外1.5~2.0 cm)附近,包括髂总1/2,髂外、髂内、闭孔、骶前等淋巴区,照射野大小在(16~20) cm×(14~15) cm,照射野的形状有多种。每次“B”点照射1.8~2.0 Gy,每周5次。单纯盆腔大野照射“B”点剂量可给到45~50 Gy/5周,如果配合腔内照射时,其剂量根据设计安排,一般是“B”点剂量8~10 Gy/周。

2. 盆腔四野照射或盆腔加骶前淋巴区四野照射

一般采用 8 cm×15 cm 的前后各二野垂直照射，即 20 cm×15 cm 的前后两个大野，前野中间用 4 cm×15 cm 铅块遮挡，后野中央(4～6) cm×15 cm 的区域以铅块遮挡(用直线加速器照射时，铅块的两侧缘应为坡形，以防止体外照射与腔内照射交叉部位剂量低谷区的形成)。照射野上缘在髂嵴水平附近，下缘在耻骨联合下缘水平。如果 FIGO 分期是 IEA 期患者，建议下界包括全阴道。照射野外缘在股骨头内 1/3(真骨盆最宽处外 1.5～2.0 cm)附近，照射野的形状有多种。每日两野轮流照射，每次 1.8～2.0 Gy，每周照射 5 次，“B”点剂量一般为 40～50 Gy，部分患者可在缩小照射野后增加到 55～60 Gy。体外照射野的大小、位置、剂量和疗程也要根据患者身体条件、子宫位置、肿瘤情况以及腔内照射剂量的高低等因素进行调整。

3. 盆腔盒式照射

即盆腔大野照射加两个侧野照射，前后野上缘达第 5 腰椎水平(以覆盖髂总淋巴结)，下缘在闭孔下缘(达阴道上 1/2)，前后野侧缘在骨盆边缘旁开 1.5～2 cm，前后野一般为 16 cm×16 cm。两侧野前达耻骨联合(包括髂外淋巴结)，后在第 2～3 骶椎交界水平(包括骶前淋巴结)，如宫颈原发灶大，宫骶韧带受侵，后缘应达第 3～4 骶椎水平，两侧野一般为 10～12 cm×16 cm。侧野照射要对小肠进行防护。每次照射剂量为 1.75～1.8 Gy。

4. 盆腔六边形野和延伸野

在盆腔野中央以 8 cm 左右的宽度向上延伸至隔下，此野包括盆腔及腹主动脉旁淋巴区。照射剂量在 40 Gy 左右，5 周左右完成。对腹主动脉旁淋巴区的照射，有的学者主张用四野交叉照射。照射时要注意保护肾脏。

有文献报道：盆腔野上界在 L_5～S_1，38.7% 髂总分叉淋巴结和 98.9% 腹主动脉旁淋巴结漏照。如放射野上界在 L_3～L_4，包括全部髂总分叉淋巴结和部分腹主动脉旁淋巴结。

5. 旋转照射

照射野为 8 cm×15 cm。旋转照射分两个方式进行，一种是以宫颈为中心做 300°旋转避开直肠部分 60°，每周照射 5 次，每次 3 Gy，宫颈剂量为 70～80 Gy。另一种是以两侧“B”点为各自旋转中心，各旋转 160°(前后各避开 10°，以减少对膀胱及直肠的损伤)，每周照射 5 次，每次两侧各 2 Gy，宫颈区域总量为 59～67 Gy。两种照射方式的“B”点剂量均在 60 Gy 以上，疗程为 8 周左右，旋转照射的患者中，近 80% 都补充了不同剂量的腔内照射，放射治疗并发症明显增高而且严重。因而，任何方式的体外照射也不能取代宫颈癌治疗的腔内照射。但对个别腔内照射有困难的晚期病例，可以采用旋转体外照射治疗。

6. 局部照射

是指对肿瘤残余或转移病灶进行小面积的照射。照射范围和剂量则根据不同需要而定。如对盆腔照射后的残留病灶，可用小野补充照射，剂量可加 10～20 Gy。如锁骨上淋巴转移灶,可以给 60 Gy 左右。如因骨转移而剧痛,可给局部照射 20~30 Gy。

(二)射线能量选择

射线能量越高,其穿透能力越强。射线能量增加,体表剂量下降,最大剂量点深度增加,百分深度剂量增加,需要的防护条件高,因此,射线能量的选择既要考虑患者的治疗,同时也要考虑医护人员的防护。

一般前后对穿照射应用高能 X 射线(要求防护高),四野箱式照射或多野等中心照射可以采用 6 MV X 射线。

(三)治疗时间

治疗时间与预后有着正相关性:1993 年 Girinsky 报道,治疗总时间超过 52 d,局部控制率和生存率每日减少 1%;1995 年 Petereit 报道,治疗总时间<55 d 的局部控制率为 87%,≥55 d 为 72%(P=0.006),5 年生存率分别为 65% 和 54%(P=0.03)。

(四)FIGO 推荐

国际妇产科联盟(FIGO)推荐的治疗指南是目前采用较多的临床治疗指南之一。

2006 年 FIGO 推荐(表 8-1):放射野范围由触诊为 6~7 周。体外加腔内照射剂量(放射生物剂量):A 点:和 CT 扫描确定的肿瘤边界加 2 cm 边缘,总治疗时间 85~90 Gy,B 点:55~60 Gy。

表 8-1 妇科恶性肿瘤分期及临床实践指南(FIOGO,2006 年,ⅡB~ⅣA 期)

放射技术	A 第一照射区	肿瘤+子宫
	B 第二照射区	盆腔淋巴结+髂总淋巴结
	范围	4 个区域
外照射的范围界线	A	由触诊和 CT 扫描确定的肿瘤边界+2 cm 边缘
	B(A-P)	侧界:真骨盆边界外 2 cm
		上界:位于 L_5 和 S_1 之间
		下界:位于闭孔下 2 cm 或低于临床肿瘤边缘 2 cm
	C(BOX)	前后界:由肿瘤个体化决定
剂量	第一照射区	外照射:50 Gy/(5~6)周+低剂量率腔内照射
	第二照射区	腔内照射:A 点 30~45 Gy 外照射:50 Gy/5 周

总治疗时间:6~7 周。同期化疗:顺铂 40 mg/m^2,外照射期间每周一次。

(六)NCCN 推荐

美国国家癌症综合网络(NCCN)指南是由 21 家世界顶级癌症中心组成的非营利性学术联盟制定的指南,是美国肿瘤临床实践标准,也已被全球肿瘤临床实践广泛应用。指南每年更新。宫颈癌 NCCN 指南适用于宫颈鳞癌、腺鳞癌和腺癌(神经内分泌癌、小细胞肿瘤、透明细胞癌及肉瘤等不适用)。

NCCN 依据对证据和共识分为三类。1 类:基于高水平证据(如随机对照试验)提出的建议,专家组一致同意。2A 类:基于低水平证据提出的建议,专家组一致同意。2B 类:基于低水平证据提出的建议,专家组基本同意,无明显分歧。3 类:基于任何水平证据提出的建议,专家组意见存在明显的分歧。除非特别指出,NCCN 对所有建议均达成 2A 类共识。

2011 年之前 NCCN 指南中没有明确宫颈癌放射治疗相关细节。2011 年 NCCN 指南第一次增加了宫颈癌放射治疗指南,建议:外照射采用 CT 定位,用 MRI 评估宫旁受侵情况,用 PET 评估淋巴结转移,应用适形放疗技术。照射范围包括宫颈病灶、宫旁、子宫骶韧带、阴道距离肿瘤 3 cm、骶前淋巴结和其他可疑淋巴结。手术或影像无淋巴结受累:包括全部髂外、髂内和闭孔淋巴结。盆腔淋巴结可疑或证实转移,包括髂总淋巴结水平。髂总淋巴结或腹主动脉旁淋巴结受累,需行腹主动脉旁照射。放射治疗剂量:镜下淋巴结受累需要外照射剂量为 45 Gy(1.8 ~ 2.0 Gy/d),肿瘤区增加 10 ~ 15 Gy。采用顺铂/顺铂+5-Fu 的同步放化疗。腔内照射放射治疗采用宫腔管和阴道施源器三通道同时治疗,宫颈癌 Ⅰa2 可单纯采用腔内放射治疗,肿瘤大可用组织间插植,术后阴道切缘阳性,可用阴道塞子辅助外照射。2012 年指南明确了适形调强放射治疗在宫颈癌放射治疗中的地位:“对于接受子宫切除的患者以及需要接受腹主动脉旁淋巴结放射治疗的患者,调强放射治疗和其他高度适形放射治疗技术有助于减少肠管及其他重要器官接受的受照剂量。对于因局部淋巴结肿大而需要接受加量放射治疗的患者,这些技术同样有效”。2013 年又进一步阐明了三维影像为基础的体外放射治疗成为宫颈癌根治性放射治疗之体外放射治疗的标准模式,推荐联合应用 MRI、PET-CT 以保证放射治疗靶区覆盖受侵宫旁及转移淋巴结组织。

二、腔内放射治疗

近距离放射治疗应用于宫颈癌的治疗已经有上百年,主要针对原发肿瘤给予高剂量照射。虽然目前体外精确放疗技术蓬勃发展,但历史经验说明,目前的体外放疗技术仍无法替代近距离放疗。在宫颈癌根治性放射治疗中,近距离腔内放射治疗对治疗效果影响极大,行近距离放疗与否局部控制率差距达 20%。2014 年 NCCN 指南明确指出了近距离放射治疗的重要性。

(一)近距离照射与体外照射的区别(表 8-2)

表 8-2 近距离照射与体外照射的区别

照射方法	放射源强度	照射距离	照射体积	剂量均匀度	正常组织损伤
近距离照射	弱	近	小	不均匀	辐射损伤很少
体外照射	强	远	大	相对均匀	在照射范围内的组织和器官都有损伤

(二)近距离放射治疗

将密封的放射源直接放入人体的天然管腔内(如子宫腔、阴道等)为腔内照射。放射源直接放入肿瘤组织间进行照射为组织间照射,二者统称为近距离照射。宫颈癌的腔内放疗有其自然的有利条件,宫颈、宫体及阴道对放射线耐量高、放射源距肿瘤最近、以小的放射体积量可取得最大的放疗效果。目前近距离腔内和(或)组织间放射治疗多采用后装技术。

1. 传统的腔内照射法

经过临床实践证明了的几个经典的宫颈癌腔内放疗方法,都具两个特点:阴道照射的剂量不低于宫腔照射量,因而都能形成宫颈癌需要的理想的扁梨形放射曲线;在治疗上运用个别对待的治疗原则,因而才能取得好的疗效。详见第一节"中近距离放疗的历史和现状"。

还有一种常用的近距离方式是组织间照射麻醉下进行,应尽量减少创伤。巴黎方法被认为在大多数情况下,能较好地进行组织间照射。Pierpuir 1978 年叙述巴黎方法的基本原则如下。

(1)放射源为平行的直线源。

(2)放射源长度相等。

(3)放射源中点位于垂直放射源轴的同一平面。

(4)插植面中的每条直线源活性长度相同。

(5)插植时放射源间距相等,依插植体积大小的不等,其间距亦不同,可在 5 ~ 20 mm。

(6)立体插植时中心平面源排列成等边三角形或正方形。

按上述原则行组织间治疗剂量计算时,以各源间中心点剂量之和的平均值为基础剂量,参照剂量为基础剂量的 85%。本法适用于病灶清楚、插植部位无感染、插植部位不影响重要器官的肿瘤,如宫颈癌局部大菜花状肿瘤在正规治疗前为缩小局部肿瘤可采用,又如其他的孤立性肿瘤,一般放射治疗效果不显著者也可选用组织间照射。

2. 后装腔内放射治疗

后装腔内治疗机根据其对"A"点放射剂量率的高低可分为3类。

(1)低剂量率后装腔内治疗机:"A"点放射剂量率在0.667~3.33 cGy/min者为低剂量率后装腔内治疗机。其优点与传统的腔内放疗极其相似。如法国的Curietron及荷兰的LDR-Selectron等。由于治疗时间长,每台后装机只能治疗1~2人次,经济负担很重,防护要求高,需有要求很高的放射防护病房,所以应用很受限制。

(2)中剂量率后装腔内治疗机:"A"点剂量率在3.33~20 cGy/min者为中剂量率后装腔内治疗机,如法国的Gynetnm。由于它既无低剂量率的优点,又无高剂量率的长处,也无自己突出的特点,所以未得到广泛的应用。

(3)高剂量率后装腔内治疗机:"A"点剂量率在20 cGy/min以上者属高剂量率后装腔内治疗机,是宫颈癌腔内放射治疗应用最广泛的一种。HDR-Seleelron机就是高剂量率后装机的代表,北京型铱192后装机及多数国产后装机也属此类。高剂量率后装机的优点:治疗时间短,患者痛苦少,避免放射容器移位,减少了护理工作,增加了患者的治疗量,降低了感染率,不需要防护条件很高的放射病房。

3. 腔内治疗剂量及剂量分割方式

与体外放射治疗方式不同,腔内放射治疗单次剂量较高,目前对于腔内放疗的剂量分割方式尚无明确标准。NCCN总结既往经验,建议高剂量率近距离治疗推荐30 Gy/6 Gy×5f,即相当于低剂量率近距离治疗时A点剂量40 Gy。Huang在一项前瞻性队列研究中,对比了267例根治性放化疗的患者的临床结果,近距离治疗采用高剂量率,每周2次,根据分割方式分组:A点剂量6 Gy×4f($n=144$)和4.5 Gy×6f($n=123$)。结果显示两组总5年直肠炎发生率无差异,但分组分析显示对于62岁以上患者,HDR-4(大分割组6 Gy×4f)放射治疗方式组显著增加了2级以上直肠炎的发生率($P=0.012$),62岁以下组无差异。2组的总生存率、局部控制率、远处转移率、膀胱炎和小肠炎发生率无差异。提示对于可耐受多次近距离治疗的、年龄较大的患者,应用小分割近距离治疗可降低2级以上直肠炎发生率,并不影响预后。

腔内放疗一般在体外放疗后期进行,经过前期体外放疗以及阴道冲洗等对症处理,可以使宫颈局部炎症缓解、肿瘤缩小,以便于宫腔内置入施源器操作,减少感染概率。每周1~2次,单次剂量(7.45±2.0)Gy,治疗次数(4.82±0.21)次,A点总量为35~42 Gy。体外加腔内放疗后A点放射生物剂量≥85 Gy。

4. 传统二维高剂量率腔内放射治疗

传统二维高剂量率腔内放射治疗多采用单通道(即宫腔单管)或三通道(宫腔单管加阴道双球),宫腔单管优点在于操作方便简单,但由于其只有一个通道,很难形成宫颈癌经典的扁梨形剂量曲线,每一个横断面均是圆形。增加二个阴道球,可以使阴道相应位置三个通道的剂量叠加一起，其横断面图形成椭圆形剂量线。但正因为是三通道，每次放置宫腔管与阴道双球之间的位置存在差异，要求每次腔内治疗时，需要 X 射线定位，确定施源器位置，标出各个参考点，通过计算机重新计算，方可开始治疗。相对单管治疗而言，增加了治疗时间。

第二节 宫颈癌的新辅助化疗

一、宫颈癌新辅助化疗的理论依据和意义

1983 年，Friedlander 第一次报道并提出了宫颈癌新辅助化疗（NACT）的概念，从此新辅助化疗逐渐被妇科肿瘤专家关注。宫颈癌的新辅助化疗是指在手术或放疗前先予抗癌药物化疗，以期缩小肿瘤，增加疗效，目前主要应用于局部晚期的宫颈癌患者。宫颈癌的局部晚期有广义及狭义之分，广义是指ⅡB2 期及ⅡA2 至ⅣA 期患者，而狭义则指的是ⅠB2 期或ⅡA2 期，这两个期别的宫颈癌患者，因局部肿瘤较大，手术难度增加，治疗后容易复发，5 年生存率仅 50%~60%，预后较差，目前宫颈癌的新辅助化疗主要用于此类患者，并且已经成为重要的治疗手段之一。在亚洲、欧洲及拉丁美洲，新辅助化疗已经被广泛地应用，并取得了良好的疗效。

宫颈癌新辅助化疗应用的依据及其意义有以下几点。

（一）宫颈癌是化疗敏感性肿瘤

20 世纪 80 年代以前，传统观念曾认为，宫颈癌为化疗不敏感肿瘤，1983 年 Friedlander 报道了宫颈癌用 VBP 方案化疗有效率达 67%，改变了人们对宫颈癌化疗敏感性的印象。从此相关报道如雨后春笋般涌现，不同的化疗方案不断地被开发应用于宫颈癌。近年来的文献报道，不同的化疗方案有效率介于 53%~94%，而紫杉醇+DDP 方案在宫颈癌新辅助化疗有效性可达 90% 以上，5 年无进展生存率及总生存率亦可高达 90% 以上。

（二）新辅助化疗可增加局部晚期宫颈癌的手术机会并减少并发症

由于局部晚期的宫颈癌患者手术难度相对较大，在我国的许多基层医院，能顺利开展相应手术的医院较少，部分患者可能会推荐至放疗科行全量放疗，但放疗设备及放疗新技术在我国亦存在不均匀分布及资源不足的问题，再加之我国宫颈癌患者人口众

多，导致许多宫颈癌患者并不能及时接受放疗，从而耽误了治疗时机。新辅助化疗则不受地点、设备及时间限制，从而使得许多患者可以得以及时治疗，化疗后许多患者能达到"降分期"的作用，特别是对于ⅡB期的患者，化疗后能改善宫旁浸润，化疗后更易于手术，显著增加手术机会。不仅发展中国家应用新辅助化疗较多，对于一些有手术传统的发达国家，新辅助化疗亦应用广泛。2014年日本的学者调查了日本国内166间医疗中心，45.5%的医疗机构会对宫颈癌患者使用新辅助化疗，主要用于ⅠB2～ⅡB期的术前患者，结果表明化疗后增加了巨块型肿瘤的手术切除率并减少术后并发症。

（三）新辅助化疗可消灭微转移病灶，减少转移概率

Namkoong对局部晚期的宫颈癌患者对比了NACT+手术和直接手术的治疗效果，发现新辅助化疗组中淋巴结转移率为17%，直接手术组淋巴结转移率为34%，差异有统计学意义。目前已有多个研究证明新辅助化疗后的局部晚期宫颈癌患者，手术后盆腹腔淋巴结转移率明显降低，手术切缘阳性率也明显降低，反映了新辅助化疗可降低宫旁及淋巴结转移概率，并因此可降低术后辅助放射治疗的概率，减少患者放射治疗毒副作用。

（四）新辅助化疗的敏感程度可预示患者预后并指导后续治疗

新辅助化疗后完全缓解的患者为5%～37%，国内中山大学肿瘤防治中心刘继红教授团队曾经报道，宫颈癌新辅助化疗后病理完全缓解的患者为10.3%，获完全缓解的患者5年生存率为100%。2013年印度学者Singh报道将紫杉醇+DDP的14 d方案应用于UA～HIB期宫颈癌患者，发现病理完全缓解率可达37.5%，而这些患者获得了98.3%的长期存活率。2015年Giuseppa等报道在152名局部晚期的患者中用紫杉醇+异环磷酰胺+DDP的方案，其中FIGOⅡB期的患者占89%，3疗程化疗后病理完全缓解率达18%，所有患者5年总生存率达87.3%。多个研究表明，新辅助化疗CR或PR的患者预后较好，5年无进展生存及总生存均较化疗不敏感者（PD或SD患者）为好。而对于新辅助化疗效果评判为SD的患者，有研究证明，手术对于此类患者亦有较重要的意义，该研究提示术后此类患者尚可获得76.4%的5年生存率，而按1∶1比例分配至放疗组的患者仅获得37.5%的5年生存率，差异有统计学意义。

（五）新辅助化疗能减少术后辅助治疗

因局部晚期的患者肿瘤体积较大，现美国国家癌症综合网络（NCCN）推荐，若直接行手术治疗，术后均需补充辅助放疗，由此会增加放疗带来的毒副作用。新辅助化疗后，部分患者肿瘤体积缩小甚至消失，高危因素消退，因此减少了术后辅助治疗的概率，提高患者生存质量。2013年Lucas报道的一个研究中，121名局部晚期的ⅠB2～ⅡB期宫颈癌患者，应用紫杉醇+异环磷酰胺+DDP方案3～4个疗程，术后仅35%患者需补充辅助放

疗,5 年总生存率达 71%。

(六)新辅助化疗能增加保留生育功能的机会

对于需保留生育功能的年轻宫颈癌患者,NCCN 指南目前推荐的指征是肿瘤直径不大于2 cm,可行经腹或经阴道的宫颈广泛切除术+盆腔淋巴结清扫术。已有证据表明宫颈广泛切除术与宫颈癌根治术相比,并不增加复发风险,而对于 2~4 cm 的肿瘤,可谨慎考虑经腹的宫颈广泛切除术+盆腔淋巴结清扫术,目前证据提示这类患者术后复发率较高。而对于大于4 cm 的肿瘤,则不考虑生育功能保留。由于新辅助化疗能明显缩小肿瘤,并减少高危因素,许多学者亦开始探索性地将新辅助化疗应用于需保留生育功能的宫颈癌患者。2006 年 Kobayashi 首次报道将新辅助化疗应用于一名肿瘤直径 3 cm 的宫颈癌患者,化疗后行宫颈锥切术,术后无复发,患者成功妊娠并顺产,新生儿健康。

目前已有较多文献报道新辅助化疗应用于保留生育功能的宫颈癌患者。2015 年 Rene 回顾性分析了文献中宫颈癌保留生育功能手术的报道,他将文献中的手术方式划分为以下四组:经腹宫颈广泛切除术 ART(肿瘤大于 2 cm)、经腹宫颈广泛切除术 ART(无论肿瘤大小)、新辅助化疗后手术(NACT 组)和经阴道宫颈广泛切除术(VRT 组)。发现保留生育成功率在以上顺序四组分别为:82.7%,85.1%,89% 及 91.1%。而妊娠率在 ART,VRT 及 NACT 组别中分别为:16.2%,24% 及 30.7%。复发率在 ART(无论肿瘤大小)、VRT(无论肿瘤大小)、ART(肿瘤大于 2 cm),NACT 后手术,VRT(肿瘤大于 2 cm)等 5 个组别中,分别为 3.8%,4.2%,6%,7.6% 及 17%。总结以上数据,可以看出,新辅助化疗后的宫颈癌患者,成功保留生育功能率较高,术后妊娠率较高,而复发率与直接手术类似。

(七)新辅助化疗能使妊娠期宫颈癌患者延长孕周,增加胎儿成活率

除了在未妊娠女性中能应用新辅助化疗后行保育手术,已妊娠的宫颈癌患者亦可通过新辅助化疗延长孕周,增加胎儿成活率。目前已有多个研究证明在妊娠宫颈癌患者使用紫杉醇及 DDP 方案是安全的,暂无证据证明化疗会增加胎儿病死率或畸形率。2014 年Kong 报道了 3 例妊娠宫颈癌患者,病理类型为鳞癌或腺癌,孕 13~28 周,使用紫杉醇+DDP 方案化疗 1~4 个疗程,待胎儿成熟后行剖宫产并宫颈癌根治术,术后随诊 24~104 个月,新生儿正常,母亲无复发。除了常见的病理类型,2012 年 Ali 亦曾报道,在一位孕 18 周的三胞胎妊娠的透明细胞癌患者中使用单药 DDP 75 mg/m^2 行新辅助化疗 3 疗程,待胎儿成熟后行剖宫产并宫颈癌根治术,术后随访 36 周,新生儿及母亲均正常。

(八)绝大部分患者对于新辅助化疗毒性均能较好耐受

目前宫颈癌新辅助化疗最常用的方案为以顺铂为基础的联合化疗,常用的药物有

5-氟尿嘧啶、紫杉醇、博莱霉素或异环磷酰胺，一般为两药联合，偶尔为三药联合。这些药物在大部分肿瘤患者中均作为常用方案成熟应用，属于毒性较小，较容易耐受的化疗药物，主管医师对于这些药物导致的毒副作用处理，亦不会存在太大的难度。文献报道这些药物发生Ⅲ～Ⅳ级化疗不良反应较低，特别是紫杉醇+DDP 方案，绝大部分患者完成 3 个疗程化疗后均较容易耐受。

二、宫颈癌新辅助化疗的适应证

目前宫颈癌的新辅助化疗适用的病理类型为鳞癌、腺癌或腺鳞癌，对于应用在较为罕见的神经内分泌癌或微偏腺癌，则尚无太多证据。对于上述常见的病理类型，新辅助化疗主要运用于以下三个方面的患者：①局部晚期宫颈癌。②保留生育功能的宫颈癌患者。③已妊娠的宫颈癌患者。

局部晚期的宫颈癌患者，新辅助化疗的适应证比较明确，即对于拟行手术的局部晚期宫颈癌（肿瘤最大径大于 4 cm），无明显化疗禁忌证，均可考虑行新辅助化疗。一般 2 个疗程化疗后评价疗效，若化疗敏感，可考虑行第 3 疗程化疗后手术，若肿瘤化疗不敏感，可考虑直接手术或全量放疗。

欲保留生育功能的宫颈癌患者，目前没有一致的化疗适应证。肿瘤直径小于或等于 2 cm 的患者，可考虑直接行经腹或经阴道的宫颈广泛切除+盆腔淋巴结清扫。有学者亦在尝试采用新辅助化疗后，若肿瘤达 CR，则行子宫颈锥切+盆腔淋巴结清扫，取得不错的保育效果。对于肿瘤直径大于 2 cm 的患者，由于直接手术可能复发率较高，可考虑行新辅助化疗，肿瘤缩小后行宫颈广泛切除+盆腔淋巴结清扫术，以期增加保育功能，减少复发概率。对于肿瘤直径大于 4 cm 的患者，新辅助化疗后保育手术，需谨慎考虑。

已妊娠的宫颈癌患者，目前报道最早妊娠 13 周的患者经新辅助化疗后，待胎儿成熟行剖宫产并宫颈癌根治术，患者及胎儿均正常。因孕 13 周后除中枢神经系统及性腺外，胎儿大部分器官已发育完善，此时化疗胎儿畸形发生率下降，故对于中晚期妊娠的宫颈癌患者，可考虑行新辅助化疗，延长孕周，待胎儿成熟后手术。但化疗过程中需密切检查胎儿健康程度及肿瘤情况，及时调整治疗策略。化疗药物在分娩前 2～3 周应停止使用，以减少新生儿体内化疗药物残留，还可避免骨髓抑制所导致的新生儿感染。

需注意的是，目前在 NCCN 指南，尚无关于新辅助化疗的相应推荐及适应证。

三、宫颈癌新辅助化疗的用药方案

自 20 世纪 80 年代以来，已有多个方案报道用于宫颈癌新辅助化疗，常用的药物包括顺铂、卡铂、紫杉醇、多西他赛、5-氟尿嘧啶，异环磷酰胺、吉西他滨、拓扑替康、伊立替康、博来霉素、阿霉素、长春新碱或奈达铂等。目前达成共识的是,铂类尤其是顺铂,是宫颈癌化疗中最有活性的药物,联合方案较单药方案有效率更高。所以目前的化疗方案均为铂类为基础的联合方案。在20世纪80年代至21世纪开始,曾经较多使用的方案有5-氟尿嘧啶+DDP(FD),博来霉素+长春新碱+DDP(PVB),博来霉素+异环磷酰胺+DDP(BIP)或博来霉素+长春新碱+丝裂霉素+DDP(BOMP)等,这些方案的有效率相对较低。2000年以后,更多有效的方案开始应用于宫颈癌的新辅助化疗,如异环磷酰胺+DDP(IP),紫杉醇+DDP(TP),拓扑替康+DDP等,而IP或TP方案则被多个研究证明能给宫颈癌患者带来更高的有效率及更长的无进展生存期。如Yin回顾性比较了TP及PVB方案,结果发现TP组5年无进展生存率及总生存率为90.55%及96.75%,PVB组仅相应地为71.70%及70.09%。

那紫杉醇+异环磷酰胺+DDP的三药方案(TIP)能否带来进一步的好处?

2005年,意大利的一个随机对照研究比较了TIP及IP方案的优劣,可评价患者189名,宫颈癌ⅠB2～ⅡB期,IP方案为IFO 5 g/m^{2}持续24 h滴注,DDP 75 mg/m^{2}滴注,TIP方案为紫杉醇175 mg/m^{2}滴注,IFO 5 g/m^{2}持续24 h滴注,DDP 75 mg/m^{2}滴注,均为每三周化疗一次,共3个疗程。结果提示TIP组化疗后病理完全缓解(pCR)率为20.2%,IP组则为9.0%,化疗后微小残留率(浸润深度≤3 mm)TIP组为28.1%,IP组为14.0%,总有效率(CR+PR)TIP组为87.7%,而IP组为73%,统计学达显著差异,而两组复发率及总生存率虽然在TIP组生存数据更好一些,均未能达到统计学差异。治疗期间毒性反应方面,TIP组3～4级的毒性明显更高,毒性相关死亡人数为3人,IP组毒性相关死亡人数为1人。

2009年该机构报道了另外一个随机对照研究,对比TIP方案与TP方案的效果及毒性,相似地分为2组,TP组方案为紫杉醇175 mg/m^2+DDP 75 mg/m^{2}滴注,TIP组为TP+IFO 55 g/m^{2}滴注,均为3周方案,共3程,可评价患者共154名,TIP组pCR+微小残留率为55%,而TP组则为25%,5年总生存率TIP组为78%,TP组为72%,两组无统计学差异。毒性方面,3～4度中性粒细胞减少症在TIP组高达76%,而TP组则为26%。

综合这两个临床研究,大致可以得出以下结论:有效率方面以TIP三药方案更佳,但由此带来更高的毒副作用,且未能明显改善患者生存。紫杉醇+DDP方案较TIP或IP方案更容易耐受,且生存率与TIP方案相仿,故目前紫杉醇+DDP方案在全球范围内均广泛应用。对于妊娠期的新辅助化疗,不推荐使用含异环磷酰胺的方案,有报道显示,异环磷酰胺可能对胎儿的肾脏发育有潜在风险。对于妊娠期需行新辅助化疗的患者,化疗剂量可在有效剂量内倾向于较低剂量,以进一步减少对胎儿的影响。

化疗疗程方面,既往研究报道以1～3个疗程为多,化疗敏感的患者,可能1个疗程后肿瘤即明显缩小,可以达到降低手术难度的目的。但多个研究均提示,若新辅助化疗后肿瘤达CR甚至PCR,则可明显改善患者预后。所以,目前建议在毒副作用能耐受的情况下，尽量化疗 3 个疗程，现报道的文献亦以 3 个疗程为多。

四、宫颈癌新辅助化疗的前景展望

宫颈癌的新辅助化疗尚存在一定的争议，由于临床病例数的限制或方案不统一，在大多数的临床研究报道中，均显示新辅助化疗未能明显改善预后，但生存数据上的均有优势趋向。目前宫颈癌患者有趋于年轻化的倾向，新辅助化疗+手术较之全量放射治疗而言，有可保存卵巢生理功能、保留生育功能方面及提高患者生存质量的巨大优势，值得尝试去继续探索。

现在值得我们翘首以待的两项国际临床研究分别是由欧洲癌症研究与治疗协会发起的Ⅲ期随机临床研究（EORTC55994）及由印度 TATA 纪念医院发起Ⅲ期临床研究（NCT00193739），均致力于比较新辅助化疗后手术与同期放化疗的预后，因目前同期放化疗为局部晚期宫颈癌的标准治疗，若这两项临床试验结果提示 NACT 能带来生存优势，则可进一步确证新辅助化疗的优势，指导临床治疗，给患者带来更大的益处。

第三节　同步放化疗

放疗是颈癌的重要治疗手段，同步化疗对提高放疗疗效较为明确，方案推荐以铂类为基础的方案。

1999 年美国先后报道了由 GOG、RTOG、SWOG 进行的 5 个以顺铂为基础的同步放化疗大样本前瞻性随机对照临床研究结果，尽管各研究组内临床期别、放射剂量、放射方法及含顺铂的化疗方案不尽相同，但结果都证明以铂类为基础的同步放化疗能明显改善生存率，使死亡危险下降 30%～50%，因而奠定了同步放化疗在宫颈癌综合治疗中的地位，被 NCKN 推荐为接受放射治疗的宫颈癌患者的治疗标准，在此基础上，NCCN 指南及 ESMO 指南推荐的单药顺铂每周方案或以顺铂为基础的联合方案作为同步化疗方案。

目前发现的同步化疗的可能机制为：化疗抑制放疗导致的肿瘤细胞损伤后的修复；化疗通过其本身的细胞毒作用减小肿瘤的体积，减少对放疗不敏感的乏氧细胞的比例；化疗可促使肿瘤细胞同步进入对放疗敏感的细胞周期；启动非增殖细胞进入细胞周期；最大限度减少了肿瘤细胞在放疗后期的加速再增殖和产生对治疗的交叉耐受性；化疗和放疗作用于细胞周期的不同时相，起互补作用，但不延长总体治疗时间。

2014 年，Rose 等报道了对于宫颈腺癌和腺鳞癌，如果采用单纯根治性放疗，其总生存率（OS）要比鳞癌差，但是给予顺铂联合的同步放化疗后，三者的 PFS 和 OS 近似。

增加同步化疗周期或增加联合化疗药物可能对预后产生影响。RTOG90-01 试验表明同步化疗可以将远处转移率降低至 18%；Sirak 等 2008 年的研究表明顺铂 40 mg/m^2 每周一次的增敏的同步化疗有助于提高放疗局部控制率和生存率的提高，但必将增加放疗的副反应，只有 60% 的患者可以完成 4 个以上周期的化疗，且同步化疗的强度未能明显提高 3 年总生存和 PFS。

除了经典的顺铂单药增敏化疗方案，Petrellli 最近总结了 4 个随机对照研究和 4 个回顾性研究，Meta 分析的结果显示在 I B ~ ⅣA 期宫颈癌的同步放化疗中，顺铂联合的双药方案化疗比单药顺铂可以在 35% 和 30% 的患者中延长了 OS 和 PFS。

对于术后放化疗 GOG109 研究显示对于术后病理存在高危因素者（淋巴结阳性、宫旁阳性、切缘阳性）行同步放化疗提高 PFS 和 OS。GOG92 研究宫颈癌术后中危患者辅助放疗，无高危因素者中还需参考中危因素考虑是否行辅助放疗。而关于中位因素者化疗，回顾性研究发现具有中危因素者同步化疗亦受益：110 例具有中危因素患者，分为三组：1990 ~ 1999 单纯放疗组（n=39）、2000 ~ 2010 单纯放疗组（n=17）、2000 ~ 2010 同步放化疗组（n=54）；结果显示三组 5 年无复发生存率分别为 83.5%、85.6% 和 93.8%。2000 ~ 2010 同步放化疗组盆腔复发率（P=0.012）和远处转移率（P=0.027）明显降低，急性 3 ~ 4 级血液学毒性增加（P<0.001），但急性 3 ~ 4 级胃肠道反应和远期毒性各组间未见明显差异。目前两项Ⅲ期研究 GOG263 和 NCT01101451 正在进行中，以评价具有中危因素的宫颈癌患者术后同步放化疗的作用（表 8-3）。

表 8-3　宫颈癌术后放疗的中危因素

淋巴血管间隙受侵	间质浸润深度	肿瘤大小（根据妇科检查）
+	>2/3	不论大小
+	>1/3 且<2/3	≥2 cm
+	<1/3	≥5 cm
−	>1/3	≥4 cm

》参考文献《

[1]吴绪峰. 宫颈腺癌[M]. 武汉:湖北科学技术出版社,2020.
[2]李斌,赵丹. 宫颈癌根治性手术新分型及新技术的临床实践[M]. 北京:中华医学电子音像出版社,2019.
[3]林劼,刘洋. 妇科常见肿瘤诊治策略[M]. 北京:科学技术文献出版社,2018.
[4]王秀明. 子宫恶性肿瘤的基础和临床对策[M]. 南京:东南大学出版社,2019.
[5]吴素慧. 妇产科恶性肿瘤非手术治疗[M]. 武汉:华中科技大学出版社,2019.
[6]赵平. 肿瘤外科学高级教程[M]. 北京:中国协和医科大学出版社,2019.
[7]张震宇,刘崇东. 妇科肿瘤就医指南[M]. 北京:科学技术文献出版社,2018.
[8]金志军,王丹. 子宫颈疾病[M]. 上海:第二军医大学出版社,2016.
[9]吴开良. 临床肿瘤放射治疗学[M]. 上海:复旦大学出版社,2017.
[10]曹泽毅. 宫颈癌曹泽毅 2018 观点[M]. 北京:科学技术文献出版社,2018.
[11]毕蕙,赵更力. 宫颈癌综合防控技术培训教程[M]. 北京:人民卫生出版社,2019.
[12]韩历丽,金承刚. 宫颈癌乳腺癌筛查策略和卫生经济学评价研究[M]. 北京:中国协和医科大学出版社,2019.